Norbert Messing

Das große Buch der Darmreinigung

Schlank und fit durch Regeneration der Verdauungsorgane

Selbsthilfe – leicht gemacht

Ein 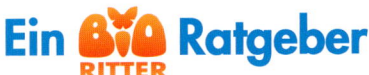 Ratgeber

Impressum
Norbert Messing
Das große Buch der Darmreinigung
Schlank und fit durch Regeneration der Verdauungsorgane

1. Auflage 1999
Gestaltung, Satz, Druck: SKN Druck und Verlag, Norden
Lektorat: Wolfgang Lüdke, München

©1999 BIO Ritter GmbH, Verlag und Versand, 82327 Tutzing/Starnberger See
Bildnachweis Seite 147
Printed in Germany
ISBN 3-920788-42-7
Alle Rechte vorbehalten
Gedruckt auf chlorfrei gebleichtem Papier

Inhalt

Ilja Iljitsch Metschnikow (1845-1916), russischer Bakteriologe und Zoologe, Nobelpreisträger 1908:
„Der Tod sitzt im Darm".
(Das Zitat wird auch Waerland - der viele ähnliche Formulierungen gebrauchte - wohl irrtümlich zugeschrieben.)

Aus einer Beratung der Königlichen Gesellschaft der Medizin (Royal Society of Medicine), Großbritannien, 1922:
„Man kann sagen, daß fast jede bekannte Krankheit direkt oder indirekt auf der Wirkung von bakteriellen, vom Darm absorbierten Giftstoffen beruht...
Der Dickdarm ist ein Klärsystem, aber durch Vernachlässigung und Mißbrauch wird daraus eine Abortgrube. Ist er sauber und normal, geht es uns gut und wir sind glücklich; laß ihn stagnieren und er gibt die Gifte des Zerfalls, der Gärung und Fäulnis in das Blut ab, dies vergiftet das Gehirn und das Nervensystem, so daß wir schwach und matt werden. Es vergiftet die Lungen, so daß unser Atem übel riecht; es vergiftet die Verdauungsorgane, so daß wir leidend und aufgebläht werden; es vergiftet das Blut, so daß unsere Haut fahl und ungesund wird.
Kurzum, jedes Organ wird vergiftet, und wir altern vorzeitig, sehen alt aus und fühlen uns alt. Unsere Gelenke sind steif und schmerzen, wir leiden an Neuritis, unsere Augen sind getrübt und unser Geist ist schwerfällig, die Lust am Leben ist vergangen."

Victor Hugo (1802-1885), französischer Dichter, Romancier, Autor des Klassikers „Der Glöckner von Notre Dame".
„Wir haben in uns eine Schlange, die unseren Körper vergiftet und unsere Gesundheit unterminiert."

Herodot, griechischer Historiker (5. Jahrhundert v. Chr.):
„Die Ägypter gebrauchen Abführmittel drei Tage hintereinander jeden Monat und sorgen für ihre Gesundheit durch Brechmittel und Klistiere, da sie der Meinung sind, daß alle Krankheiten der Menschen durch die Speisereste entstehen."

Plinius der Ältere (ca. 23 bis 79 n. Chr.):
„Es ist der Bauch, für dessen Befriedigung der größte Teil der Menschen arbeitet, es ist aber auch der Bauch, der die meisten Leiden für die Menschen bringt."

Dr. med. Franz Xaver Mayr (1875-1965):
„Der Darm ist die Wurzel der Pflanze Mensch."

Dr. med. Bernhard Aschner (1883-1960), Begründer der Konstitutionstherapie, einer der bedeutendsten Vertreter der Naturheilkunde im 20. Jahrhundert:
„Wer seine innere Oberfläche (Darm und Lunge) und seine äußere Oberfläche (Haut) stets in aktivem, gut funktionierendem Zustand erhält, hat die beste Aussicht, immer gesund zu bleiben und lange zu leben."

Bernard Jensen, angesehener amerikanischer Darmexperte:
„Die Wurzel der meisten Gesundheitsprobleme ist im schlechten Umgang mit dem Darm zu suchen."

Aus dem Friedensevangelium der Essener (ca. 2. bis 1. Jahrhundert v. Chr.):
„Suche dir deshalb einen großen, hängenden Flaschenkürbis mit einem Stengel von der Länge eines Mannes. Höhle das Innere aus, und fülle den Kürbis mit Wasser aus dem Fluß, das die Sonne erwärmt hat... Hänge ihn an den Zweig eines Baumes, und knie auf der Erde nieder... Führe das Ende des Kürbisstengels in dein Hinterteil ein, damit das Wasser durch deine Eingeweide fließen kann..."

Jason Winter in seinem Buch „In Search of the Perfect Cleans" (zitiert nach J. Collings): *„Der Dickdarm ist dunkel, feucht und warm - die ideale Brutstätte für Keime und unfreundliche Bakterien. Es heißt, daß es ohne die Reinigung dieses Organs unmöglich ist, jemals vollkommene Gesundheit zu erlangen. Die Zeit ist reif, um die Wichtigkeit der Darmsanierung anzuerkennen, sie aus der Toilettensphäre herauszunehmen und ihr die verdiente Aufmerksamkeit zu schenken."*

Der renommierte Chirurg John Northover (Großbritannien) und sein nicht weniger angesehener Arzt-Kollege J. D. Kettner (Kanada) sprechen von einem *„progressiven Verfall der Darmgesundheit in den westlichen Industrieländern"*. Darmkrankheiten, so die Einschätzung der erfahrenen Experten, nehmen in dem Maße zu, *„wie Gesellschaften von jener Art von Nahrung abweichen, die der Mensch auf der Stufe des Jägers und Sammlers verzehrt hatte"*.

1. Kapitel
Zur Einführung

Was Sie wissen sollten, warum Sie unbedingt aktiv werden müssen - und wie Ihnen dieses Buch dabei helfen kann

Eine Darmreinigung kann Ihr Leben verändern. Eine solche Ankündigung ist nicht zu hoch gegriffen. Wer eine erfolgreiche Darm-Sanierung absolviert hat, empfindet dies in der Tat wie eine Neugeburt:

Vorher müde, abgehärmt, vielfältig von Beschwerden geplagt, überfordert, kaum mehr belastbar, fühlt man sich plötzlich frisch wie der junge Morgen, ganz so, als ob Türen und Fenster einer zuvor lange Jahre oder Jahrzehnte abgeschlossenen und muffigen Kammer weit geöffnet worden wären und ein frischer Luftzug den Staub und Moder aus der Stube hinausgeblasen hätte.

Denn wenn es mit der Verdauung nicht stimmt, dann ist der ganze Organismus, sind Stimmung und Lebensmut ebenfalls herabgesetzt, verdüstert. Da die gestörten Verhältnisse beim Zivilisationsbürger schon in der Wiege und den Kinderschuhen ihren Anfang nehmen, kennen die meisten von uns eines ihr Leben lang nicht: die absolute Gesundheit, das umfassende, ungeschmälerte Wohlergehen. Sie nehmen einen mittleren und mittelprächtigen Zustand zwischen gerade noch halbwegs gesund und allmählich bereits ernsthaft krank schon als höchste Stufe möglichen Wohlbefindens - und berauben sich damit der besten Qualitäten des Lebens.

Dr. med. Schultz-Wittner, erfahrener Therapeut (Colon-Hydro-Therapie) und Darmspezialist: „Die meisten Menschen haben keine Vorstellung davon, wie es sich anfühlt, vollkommen frei von Darmbelastungen zu sein. Außerdem ist kaum jemandem bewußt, wie belastet der Darm und damit die Gesundheit ist".
Der Darm tut zwar seine Pflicht - und er tut sogar noch mehr: Er schluckt auch unsere Fleisch(portion) gewordene Unvernunft in Gestalt von Hamburger, fertigen Tellergerichten, totgekochter, künstlich zusammengemixter, mit Zusatzstoffen versetz-

ter Speisen. Das was wir ihm zumuten und vorsetzen ist im Hinblick auf die Gesundheit und seine Funktionstüchtigkeit wahrhaftig keine Götter- sondern eher eine Henkersmahlzeit, ein letztes großes Schmausen und Tafeln vor der großen Abrechnung im gesundheitlichen Soll und Haben.

Das Ausmaß der Leiden am Darm ist gewaltig: Schätzungen gehen dahin, daß allein an einem - glücklicherweise meist harmlosen - Reizdarm gut jeder fünfte Wohlstandsbürger laboriert. Und die Tendenz ist steigend. Klagten 1989 noch 19% der Bundesbürger bei Umfragen über Darmstörungen, so waren es 3 Jahre später schon 24% - praktisch jeder 4. Deutsche laboriert also an der Wurzel unsere Leibes!

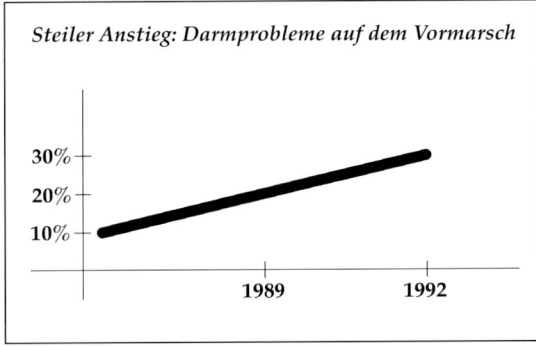

Steiler Anstieg: Darmprobleme auf dem Vormarsch

30%
20%
10%

1989   1992

Kummer mit dem Kolon ist weitverbreitet: Darmkrebs gehört inzwischen in den Wohlstandsländern zu den häufigsten Todesursachen.
1989 starben 20% der Bevölkerung an diesem Leiden, 1992 waren es schon 30%! Mit anhaltend steigender Tendenz.

Daß es für unser Wohlergehen nötig, ja geradezu schicksalhaft ist, gerade den Dickdarm sauber zu halten, ihn in periodischen Abständen immer wieder einer gründlichen Reinigungskur zu unterziehen - dieses Wissen gehört zum ganz alten Menschheitserbe. Im indischen *Ayurveda* - seine Wurzeln reichen gut 5000 Jahre zurück - gehörte und gehört die gründliche Darmreinigung als unentbehrliches Element zum Panchakarma, der großen Ganzkörper-Entschlackungs- und Verjüngungskur. Und in einem Papyrus einer anderen Hochkultur, dem *Ägypten der Pharaonen*, ist die Praxis des Einlaufes erstmals näher beschrieben. Datiert wird dieses erste schriftliche Dokument auf etwa 1.500 v. Chr. Auch aus den Schriften der *Essener* (sie bildeten seit dem 2. Jahrhundert vor Christus einen eigenen jüdischen Orden bzw. eine Gemeinschaft von Gläubigen mit strengen religiösen Übungen) weiß man, daß die Darmwäsche zu jener Zeit im gesamten Vorderen Orient verbreitet war und praktiziert wurde.

Was Sie in Händen haben: Mehr als nur ein Buch

Das vorliegende Buch versteht sich in erster Linie als

• **Praxis-Ratgeber.**
Deshalb reichen wir darin keine unsinnigen, im Alltag kaum zu verwirklichende
Ratschläge weiter. Daß es beispielsweise am besten ist, Sauerkraut selbst herzu-
stellen, wird den meisten Menschen wenig nützen. Sie verfügen weder über die
Gerätschaften, noch die Kenntnisse und erst recht nicht über die entsprechenden
Räumlichkeiten (wo gibt es heute beispielsweise noch Gewölbekeller?), um ein sol-
ches Vorhaben erfolgversprechend in Angriff zu nehmen. Außerdem sind derarti-
ge Tips problematisch, weil bei „Gärversuchen nebenbei" und mangelnder
Erfahrung auch manches schiefgehen kann. Wenn sich nämlich Fäulniserreger im
Kraut breitmachen, schlägt der erhoffte Gesundheitsnutzen schnell ins Gegenteil
um.

Neben gut nachvollziehbaren Praxistips und einem

• **Glossar,**
in dem wichtige Begriffe (von Colitis Ulcerosa über Nahrungsmittelallergien bis
Zöliakie) erklärt werden, finden Sie darüber hinaus im Buchanhang zahlreiche nützliche und überprüfte

• **Bezugsquellen.**
Dies gilt für Zutaten, Hilfsmittel, Geräte, Utensilien - ob nun für Küche, Gesundheits-
Selbsthilfe oder eine verständige, sachkundige Selbstmedikations-Praxis. Denn zwischen den guten Vorsätzen, die bei der Lektüre des Buches beim einen oder anderen (wir würden uns wünschen: bei möglichst vielen) Leser aufkeimen und deren
Realisierung dürfen sich keine Hindernisse auftürmen. Solche Anregungen wollen
gleich genutzt werden, sonst geht der beste Wille in den alltäglichen kleinen und
großen Sorgen unter.
Auch hier also gilt als Devise: Der Leser soll keinesfalls alleingelassen werden, und
wir sind deshalb bemüht, ihm einen schnellen, zeitsparenden Weg - den kürzesten
eben - zu den benötigten kleinen Dingen für eine hoffentlich große und aufblühen-

de Gesundheit zu weisen. Die Kaufentscheidung trifft der einzelne dann aus eigener Verantwortung selbst.

Und schließlich: Wir wollen den mündigen, aktiven Leser, Verbraucher und Patienten, nicht den leicht-gläubigen. In der Fülle von Meldungen und Sensatiönchen des Tages ist es schwer, sich eine fundierte eigene Meinung zu bilden. Das überzeugendste Argument ist aber sicherlich die unabhängige, glaubwürdige, plausible Information. Deshalb finden Sie im Anhang dieses Ratgebers darüber hinaus noch konkrete

• **Anlaufstellen für Auskünfte.**
Diese betreffen Organisationen, Verbände, Vereine, Selbsthilfe-Initiativen u.ä. Suchen Sie also bei Interesse für ein spezielles Thema auch dort Rat. Ob er gut ist, dies zu prüfen liegt dann wieder an Ihnen. Bewahren Sie sich immer ein gesundes Maß an Skepsis - seien Sie aber auch stets bereit, den hier zu entdeckenden und nutzenden aufopferungsvollen Idealismus und eine oft bemerkenswerte Fachkenntnis anzuerkennen. Echtes an der Praxis orientiertes Expertentum findet sich oft gerade in Laienkreisen - zugewachsen aus der Perspektive des Betroffenen und einer ausgesprochen intimen Kenntnis der Problemlagen.

2. Kapitel
Eine Dickdarm-Kur macht schlank

Was Sie sich von einer gründlichen Darmsäuberung und der Sanierung des Verdauungsapparates versprechen können

Sie atmen auf. Buchstäblich. Denn der aufgeblähte Darm bewirkt auch einen Zwerchfellhochstand, der das Atemschöpfen erschwert und die Menge des zugeführten Sauerstoffs verringert. Nach der Kur werden also die Gewebe, die Muskeln, Organe (nicht zuletzt natürlich das Gehirn) von einer belebenden Sauerstoffdusche durchflutet.

Der **ganze Körper** wird merklich entschlackt. Also auch die Zellen, die Organe, Gehirn, Muskeln, alle Bindegewebe. Denn die **Darm-Reinigung** ist eine Voraussetzung dafür, daß sich das Stoffwechselmilieu in den durch Eiweißablagerungen, Fetten, Toxinen, Abfallprodukten verstopften Zellzwischenräumen verbessert, die angestauten giftigen Verbindungen abgeführt werden können.

Keine Entschlackungskur vermag ohne begleitende Darmreinigung wirklich zu gelingen!
Ist die Wurzel Darm aber erst einmal saniert, so kann man durch geeignete Entsäuerungsmaßnahmen (basenüberschüssige Kost, Mineralstoffe) oft sehr schnell Erfolge beispielsweise bei Problemen mit der Wirbelsäule erzielen. Auch arteriosklerotische Veränderungen an den Blutgefäßen, mit der Gefahr von Herzinfarkt und Schlaganfall, können sich dann bessern und zurückbilden. Das Risiko, an Krebs zu erkranken, ist deutlich herabgesetzt (manche meinen: „auf Null"). Oft verschwinden Kopfschmerz- und Migräneneigung ebenso wie Entzündungsherde im Körper. Steifigkeit in den Gelenken legt sich. Überempfindlichkeits-Reaktionen sind auf dem Rückzug... Diese Liste an positiven Effekten einer Darmsanierung könnte man fast endlos forsetzen.
Ebenfalls wichtig zu wissen: Es geht bei der Darmreinigung hauptsächlich um den **Dick**darm. Warum dies so ist, wird noch ausführlich erläutert werden. Dieser Endabschnitt der langen, gewundenen Verdauungswege ist eine geradezu schick-

salhafte Strecke für unsere Gesundheit und gleichzeitig eine mögliche Quelle für ungeahnte Erneuerungskräfte und Unbeschwertheitsgefühle, wie sie uns durch die dauerhafte Berieselung mit Schadstoffen und der daraus folgenden Selbstvergiftung verlorengegangen sind, oft sogar nie erlebt wurden.

Der träge Darm und sein Schulden-Register

Ein träger, verschlackter Darm macht vorzeitig alt.
Er fördert die Ausbildung von **Allergien,** insbesondere von solchen gegen bestimmte Nahrungsmittel.

Der vergiftete Darm wird zur Bürde für das **Immunsystem.** Sowohl die Abwehr von inneren Feinden (Krebszellen) wie äußeren Bedrohungen durch Viren, Pilze, Parasiten und Bakterien erlahmt.
Die Toxine aus dem Darm **vergiften allmählich das Blut,** die Lymphe, Körpergewebe und beeinträchtigen lebenswichtige Organfunktionen (Leber, Nieren, Bauchspeicheldrüse, Gehirn...). Der verschlackte, übersäuerte, fehlbesiedelte Darm fördert die Ausbildung von **Darm-Mykosen,** also krankmachende Besiedelungen durch den Pilz Candida albicans.

Viele Beschwerden des Bewegungsapparates **(Gelenke, Rücken)** beruhen auf Darmstörungen. Teilweise einfach deshalb, weil der geblähte Bauch, wie Dr. F.X. Mayr schon erkannt hat, zu einer unnatürlichen, angestrengten Körperhaltung zwingt. Fehlbelastungen sind die Folge und daran anschließend vorzeitiger Verschleiß von Bändern, Sehnen, Knochen und Gelenken.

Sicher auch nicht unwichtig:

Eine Dickdarm-Kur macht schlank!

Wer zuviel Gewicht auf die Waage bringt, kommentiert dies gerne mit dem Hinweis auf seine Eigenschaft als „guter Futterverwerter". Dies ist nicht immer eine Ausrede, sondern mitunter ein Phänomen, das auch die Medizin grundsätzlich hat bestätigen können.

Was dabei bislang nicht beachtet wird: Wenn der Dickdarm träge ist und große Mengen an unverdauten Nahrungs-Überresten anhäuft, dann kann die Verdauung im *Dünndarm* nicht wie vorgesehen flott vonstatten gehen. Der Nahrungsbrei bleibt dort länger „gebunkert", die Nährstoffausbeute fällt üppiger aus - und dies bedeutet nichts anderes, als daß das „Futter" besser „verwertet" wird: Fertig ist das zusätzliche Pölsterchen!
Eine gründliche Darmreinigung mit gleichzeitiger Regeneration der natürlichen Darmbewegung und einer darmfreundlichen Ernährung kann also auch viele Menschen der so sehr gewünschten Ideallinie näherbringen.

Und selbst wenn wir „nur" den Darm reinigen, erleichtert uns dies schon. Der rasche Gewichtsverlust beim Fasten beispielsweise beruht auch darauf, daß praktisch jeder Zivilisationsbürger über längere Zeit angesammelte, nicht ausgeschiedene Verdauungsüberbleibsel mit sich herumschleppt, die erst durch salinische Wässer oder Einläufe mobilisiert werden. Von einem Amerikaner wird berichtet, der ganze 23 kg(!) davon in den Eingeweiden mit sich herumtrug. Dicke Bäuche bestehen also nicht immer nur aus Fett. Dies hatte als erster wohl „Semmel-Doktor" F. X. Mayr erkannt, der einen prominenten Patienten, der zum Abspecken bei ihm eine Kur machen wollte, wenig ehrerbietig anraunzte: „Da muß kein Speck, sondern Dreck weg!"

3. Kapitel
Slalomlauf durch den Körper

Welche Wege die Nahrung im Körper geht

Lange Wege nimmt die Nahrung, bis die Überreste unserer nahrhaften Bissen den Körper auf dem dafür vorgesehenen Weg wieder verlassen. Der Slalomlauf wird manchmal (wie von den meisten Rohköstlern oder Vegetariern) elegant und flott bewältigt. Meist aber erscheint er eher als ein Hindernislauf mit kaum gesundheitsförderlichen, unfreiwilligen Kunstpausen (Verstopfung). Der dadurch angerichtete Schaden ist groß, und zwar was den Parcours selbst, also den Darm, angeht. Dieser wird durch unzulängliches, unzureichendes Material geradezu ruiniert.

Wie Fremdes Schritt für Schritt zu Eigenem wird

Mund:
Hier wird die Nahrung zerkleinert (wenn es denn im Zeitalter der Hamburger und schnellen Snacks noch etwas zu zerkleinern gibt). Das Enzym Amylase spaltet Stärke, wie sie beispielsweise in Getreideprodukten oder Kartoffeln enthalten ist, in Zucker auf. Deshalb schmeckt ein ausreichend gekautes Brötchen schließlich süß.

Risiko! Heruntergeschlungene Bissen sind nicht ausreichend auf die weiteren sich anschließenden Verdauungsprozesse vor-

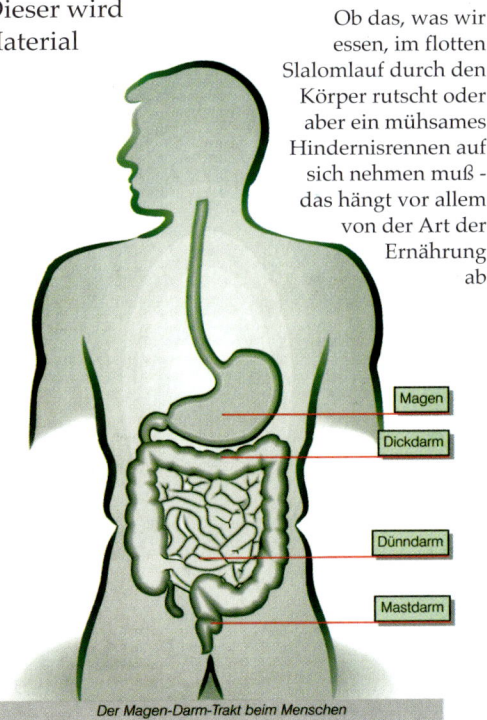

Ob das, was wir essen, im flotten Slalomlauf durch den Körper rutscht oder aber ein mühsames Hindernisrennen auf sich nehmen muß - das hängt vor allem von der Art der Ernährung ab

Magen

Dickdarm

Dünndarm

Mastdarm

Der Magen-Darm-Trakt beim Menschen

bereitet - und letztere nicht auf den Bissen, weil das Kauen und das Sprudeln der Speicheldrüsen auch die anderen Verdauungsdrüsen wie etwa Pankreas anregt. Bereits hier wird mit den modernen Eßgewohnheiten - dem gierigen Einverleiben statt kongenialen Anverwandeln - der Grundstein für den vielbeklagten Trouble mit dem Darm gelegt.

Magen:

Der geschluckte Bissen landet gewissermaßen in einem Säurefaß (Salzsäure) und wird dadurch chemisch-mechanisch zerlegt, bearbeitet, für die darauffolgenden Aufschließungsprozesse vorbereitet. Der Magen wirkt als weitere Barriere gegen Bakterien und Fremdstoffe, die oft durch die Säurewirkung abgetötet oder inaktiviert werden. Außerdem beginnt hier schon die Eiweißverdauung durch das Enzym Pepsin.

Im Magen staut sich der Nahrungsbrei wie Wasser in einem Staudamm. Der Inhalt wird nur portionsweise durch eine Schleuse weitergegeben. Diese Schleuse ist der sogenannte Pförtner (Pylorus).

Risiko! Überernährung: Wer seinen Magen vollstopft (maximales, nicht optimales Fassungsvermögen: etwas mehr als 1,5 Liter), sprengt gewissermaßen wie bei einem Hochwasser mit einem Schlag die Schleuse. Unvorbereitet und unkontrolliert geraten große Mengen von unzureichend durchmischter Nahrung in die tieferen Verdauungsabschnitte.

Zwölffingerdarm:

Hat der Speisebrei den Pförtner passiert, so ist er damit im obersten Teil des Dünndarms angelangt, den man als Zwölffingerdarm bezeichnet. Dieser Abschnitt des Verdauungstraktes verdient in der Tat einen eigenen Namen und eine separate Betrachtung. Denn in ihm vollziehen sich für die Verdauung ganz entscheidende Vorgänge: Die Säure aus dem Magen wird gepuffert, unschädlich gemacht. Wichtige Drüsen leiten hier ihre Verdauungssäfte ins Darminnere (Leber / Galle, Bauchspeicheldrüse). Die eigentliche Jagd auf die Nährstoffe ist eröffnet.

Zahlreiche Enzyme spalten Kohlenhydrate, Eiweiß und Fett in einfache Bestandteile - also Einfachzucker, Aminosäuren, Fettsäuren - auf.

Dünndarm insgesamt:

Ein etwa 6 Meter langer, vielfach gefalteter Schlauch mit einer unerhört großen Oberfläche zur Resorption von Nähr- und Wirkstoffen und einer lichten Weite von etwas mehr als 3 Zentimetern. Dieser Darmabschnitt ist wesentlich feiner gegliedert als der nachfolgende Dickdarm. Im Dünndarm wird die Nahrung vielfältig mit Verdauungssäften vermischt und durch die Eigenbewegung des muskelumgürteten Darmschlauchs vorangetrieben. Um diese „Langstrecke" im Darm zu durchlaufen, benötigt der Speisebrei einige Zeit. Kommt er pro Stunde einen Meter voran, so ist dies schon ein zügiges Tempo. Bei fetter Zivilisationskost dauert die Passage fast doppelt so lang.

Dickdarm:
Auf diese Weise gelangen die Reste unserer kulinarischen Tafelfreuden früher oder später schließlich in den Dickdarm. Wo sich dies genau ereignet, kann jeder selbst nachfühlen, wenn er seinen Bauch, rechts unten, auf der Höhe der Leiste abtastet. Dort ungefähr fallen die unverdauten Überreste der Dünndarmwanderung und manch anderes „Ausscheidungspflichtige" (z.B. Schleimhautabschilferungen, abgestorbenes Gewebe) in eine Grube: den Blinddarm. Von da an geht es dann mit dem Dickdarm aufwärts, wird im Oberbauch ein Bogen nach links geschlagen, um sich dann am Ende dieses sog. Querdarms wieder nach unten zu wenden und in das Ende des Verdauungstraktes, den Mastdarm überzugehen.
Hauptfunktionen des Dickdarms:
• Große Mengen von Wasser sowie darin gelöste Mineralstoffe und Spurenelemente werden in den Körper zurückresorbiert. Dadurch gerät der Rest-Speisebrei fester, kompakter.
• Gleichzeitig ist der Dickdarm auf seiner ganzen Länge von ungefähr 1,5 Metern eine Spielwiese und der Haupttummelplatz für die Darmbakterien. Für sie sind die unverdauten Überbleibsel (z.B. Zellulose, resistente Stärke) ein „gefundenes Fressen", ihre Leib- und Magenspeise.

Die Tätigkeit dieser (guten) Mikroorganismen bringt, wie wir sehen werden, speziell an diesem Krisenpunkt des „Zivilisationskörpers" so ganz nebenbei geradezu segensreiche Effekte, wenn wir den heilsamen Keimen nicht ins Handwerk pfuschen, wie dies die meisten von uns jedoch leider unwissentlich tagtäglich tun.

Es gab eine Zeit, da hielt man in der Medizin den Dickdarm für überflüssig. Man fragte sich nicht, was die Natur sich wohl bei seiner Erschaffung gedacht hatte. Heute weiß man, daß sich dort bedeutende Vorgänge abspielen. In diesem Darmabschnitt ist - im besten Falle - eine Quelle für Vitalität und wehrhafter

Gesundheit angesiedelt. Er kann jedoch unter ungünstigen Umständen auch zu einer solchen für viel Gesundheitsleid, frühes Altern und qualvolles Sterben (Dickdarmkrebs) geraten.

Dazu - und vor allem wie die nicht unerheblichen Risiken vermieden werden können - werden Sie in diesem Ratgeber noch einiges erfahren.
Bei dieser Wanderung des Nahrungsbreies durch unsere Leibesmitte gibt es mehrere kniffliche Untiefen zu umschiffen:

1. Die **Bauhinsche Klappe.** Sie bildet den Übergang vom Dünndarm in den Dickdarm, den Zugang zum Blinddarm also. Dieser Teil des Darmes befindet sich etwa auf Höhe des rechten Hüftknochens, und von hier nehmen aus gutem Grund auch viele Formen der sanften Bauchmassage ihren Ausgang.
Die Klappe verhindert, daß die verdauten Nahrungsüberreste zurück in den Dünndarm gelangen können, dieser also eine Einbahnstraße bleibt. Anfällig ist diese Schleuse und ihre Funktionstüchtigkeit gegenüber Streß, und chronische innere Anspannungen bringen deshalb auch diese wichtige „Staustufe" innerhalb des Verdauungsablaufes in Schwierigkeiten.

2. In mancher Hinsicht eine Problemzone ist auch der **Blinddarm.** Er bildet den tiefgelegenen Anfang des Dünndarms. Und wenn die Verdauung - will heißen die Dickdarmbewegung - im Falle von Überladung des Darmes oder als Streßfolge stillsteht, dann sitzt der Darminhalt hier erst einmal fest. Die noch unvollständig verdaute Nahrung gärt, geht in Fäulnis über, es machen sich Parasiten aller Art (z.T. auch Würmer) breit, so beispielsweise auch Candida albicans.

3. Eine weitere, für die Zivilisations-Verdauungsreste schwer zu nehmende Kurve ist schließlich die **Sigmaschleife.** Sie befindet sich fast genau auf der gegenüberliegenden Seite, links, nahe der Hüftgegend. Hier macht der Dickdarm eine Biegung nach rechts und geht dann in einem kunstvollen Bogen, plötzlich steil sich abwärts neigend (ähnlich dem Siphon in Waschbecken), in den letzten Teil des Verdauungstraktes, den Mastdarm, über.
Da der Darminhalt des fehlernährten Wohlstandsbürgers zäh-klebrig (= „mukoid"), allzu fest, nicht locker und geschmeidig ist, bleibt er sehr häufig vor diesem letzten, schier unüberwindlichen Hindernis liegen. Der amerikanische Darmspezialist Bernard Jensen konnte zeigen, daß sich gerade an dieser Stelle bei Verstopften die Überreste von bis zu einem Dutzend (!) kleinerer und größerer Mahlzeiten stauen

und ansammeln können. Diese belasten natürlich die Darmwände ganz unerhört, üben einen starken Druck aus und lassen unter anderem auch die so häufigen und im Entzündungsfalle gefürchteten Divertikel (siehe 17. Kapitel) entstehen.

Darmreinigungs-Praxistip

Auch diese „Schwachstellen" und „Untiefen" können Sie gezielt angehen. Dazu eignen sich unter anderem spezielle Körperübungen, wie wir sie an anderer Stelle ausführlich vorstellen, und wie sie bequem und ohne große Zeitinvestition zwischendurch praktiziert werden können. Diese Bewegungseinlagen haben gegenüber allen anderen Ausscheidungshilfen einen großen Vorteil: sie beleben die Peristaltik, geben ihr einen zusätzlichen, auch natürlicherweise notwendigen Impuls, stärken sie also, statt den Darm auf Dauer - wie bei den klassischen Abführmitteln - lahmzulegen, „invalide" zu machen.

Wissenswertes, Fakten und Zahlen rund um die Verdauung

Auf einer Länge von **7 bis 9 Metern** windet sich der „Schlauch in unserem Bauch" durch den Leib und bringt es dabei fast auf das 5-Fache unserer Körpergröße.

Der Verdauungstrakt beginnt bereits mit dem Mund und endet am After, durchzieht oder durchhöhlt also den Körper wie ein - allerdings äußerst flexibler - Schacht oder Kanal. Auf seiner ganzen Wegstrecke ist er mit Schleimhaut ausgekleidet, mit einem Gesamtareal von 300 bis 400 qm.

Die riesige Fläche dient vor allem dem Zweck, möglichst effizient Nähr- und Wirkstoffe aus der enzymatisch aufbereiteten Nahrung herauszulösen und in den Körper, zu Organen und Zellen, zu transportieren. Dieser Prozeß wiederum ist unerhört komplex und kompliziert: **500 Blutumläufe** durch den ganzen Organismus sind nötig, um die während des Verdauungsaktes gewonnenen Wertstoffe (Energie, Aminosäuren, Fettsäuren, Vitamine, Mineralstoffe...) zu den Körperzellen zu schaffen - und dies gilt für jede einzelne Mahlzeit!
Der Darm hat aber auch eine wichtige **Entsorgungs-Funktion.** Dieser kann er nur

nachkommen, wenn es mit der regulären Ausscheidung, der regelmäßigen Darmentleerung, zuverlässig klappt, und zwar ohne daß stagnierende Darminhalte zurückbleiben.

Der Darm hat seine eigene Uhr

Wir leben eigentlich gegen unseren Darm, gegen die naturgesetzlich eingerichteten, perfekt ineinandergreifenden Abläufe beim Erschließen der Nahrung. Denn alle Untersuchungen haben bislang folgendes ergeben:

Merken, auch wenn's schwerfällt:

Der Darm geht gewissermaßen „mit den Hühnern schlafen", und ist vor dem ersten Hahnenschrei schon wieder auf dem Posten!

Dies hat Konsequenzen:
- Etwa gegen 3 Uhr beginnt der Darm aktiv zu werden - sein Träger befindet sich zu dieser Zeit meist noch im Tiefschlaf.
- Die Phase der Aktivität und höchsten Leistungsbereitschaft hält nun den ganzen Vormittag über an, läßt dann aber mit der Zeit wieder merklich nach. Eine lange Verdauungs-Siesta kündigt sich an.
- Dies schlägt ab etwa 14 Uhr voll durch. Schon zu dieser Zeit ist der Darm alles andere als in Hochform, seine Bewegungen werden lahm und träge, der Darminhalt kann nicht mehr so gründlich mit den - ebenfalls spärlicher sprudelnden - Verdauungssäften durchmischt werden.
- Der Prozeß einer allmählichen Erlahmung der Darmtätigkeit setzt sich fort bis gegen 19 Uhr. Dann ist im Verdauungsbereich quasi Sendepause. Fast nichts geht mehr - was allerdings den fröhlichen Esser unserer Breiten und Zeiten nicht davon abhält, den Magen auch dann nochmals tüchtig zu beladen.

Dies heißt: Bei vielen - den meisten - von uns „sitzt" die Nahrung nächtens stundenlang fest, verdirbt im feuchtwarmen Binnenklima des Körpers (vor allem - aber nicht nur - was Fleisch und andere Eiweißkost angeht). Es bilden sich dabei notwendigerweise Fäulnisstoffe - und der ganze Jammer mit der Verdauung sowie vielfältige Gesundheitsstörungen - denen später dann schwere chronische Leiden auf dem Fuße folgen - nehmen hier ihren unheilvollen Ausgang.

„Rasen" ist im Darm erlaubt - Stagnierende Nahrung wird zum Risiko!
Die Verdauung ist auf flottes Tempo angelegt. Was wir uns heute einverleiben, steht zur alsbaldigen Entsorgung spätestens am nächsten Tag an.

Dieser Wille zur zügigen Abwicklung der Verdauungsgeschäfte äußert sich im Dickdarmbereich in einer eindrucksvollen Erscheinung: Mehrmals täglich wird er von plötzlicher Aktivität erfaßt und treibt den Darminhalt in Stoßwellen dem Ausgang entgegen (Mastdarm, After). Diese in der Medizin wohlbekannte Wellenbewegung ist ein kräftiger Wink des Organismus und ein Indiz dafür, daß uns eigentlich ursprünglich eine mehrfache tägliche Darmentleerung zugedacht und auf den Leib geschrieben war.

In Verdauungsratgebern werden Sie oft Schema-Zeichnungen und detaillierte Angaben dazu finden, wie die Nahrung im Laufe des Tages und der Speisefolge durch den Verdauungstrakt wandert, mit ziemlich genauen Angaben im Hinblick auf die Verweildauer im Körper.

Diese Darstellungen können Sie vergessen.

Denn die hier infragestehenden Abläufe hängen einmal vom
• Zustand der Verdauungsorgane, der Beweglichkeit (Motilität) des Darm-schlauches u.ä. ab. Zum anderen aber auch ganz entscheidend davon,
• was wir konkret zu uns nehmen, womit wir den Darm also füllen.

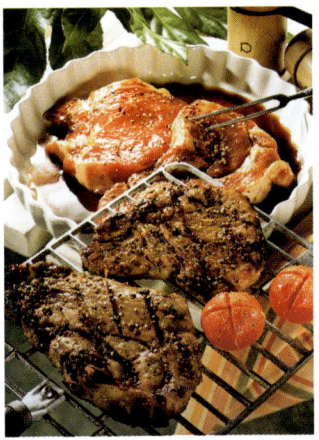

Das saftige Grillfleisch gehört zu den kulinarischen Genüssen, die einem noch lange im Magen liegen können

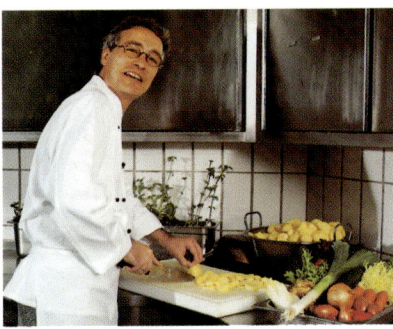

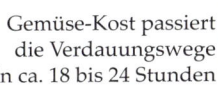

Gemüse-Kost passiert die Verdauungswege in ca. 18 bis 24 Stunden

Die Mahlzeiten von **Vegetariern** durchlaufen bei einer vorwiegenden Obst-Gemüse-Kost die Verdauungswege im Eilschritt und brauchen dazu nur 18 bis 24 Stunden oder nur wenig länger. **Fleischesser** dagegen „verwahren" ihre üppigen, fetten Portionen durchschnittlich 60 Stunden in den Eingeweiden, also etwa dreimal (!) so lang.

20 Stunden oder ein paar Stündchen mehr reichen ohne weiteres aus, um der Nahrung die benötigten Nähr- und Wirkstoffe zu entziehen. Alles was darüber hinausgeht, erweist sich als riskant. Denn der Leib des Menschen ist keine Speise- oder Vorratskammer. Die zugeführten Lebensmittel sind vielmehr mechanisch und chemisch bearbeitet, mit zahlreichen Enzymen versetzt. Sie befinden sich im Stadium der Zersetzung, und daraus kann - z.B. bei der üblichen Anwesenheit erheblicher Eiweißmengen - schnell Fäulnis oder eine Art „innere Verwesung" entstehen. Auf jeden Fall bilden sich bei solcherart stagnierenden Nahrungsmassen ständig Gifte, die sowohl die Gesundheit des Darmes selbst bedrohen wie jene des übrigen Körpers. Dieser wird nämlich auf lange Sicht mit Giftstoffen überschwemmt und daran gehindert, die ständig notwendige Selbstreinigung von Zellen, Kapillaren und des Zwischenzellgewebes aufrechtzuerhalten.

4. Kapitel
Was den Darm streßt und schockt

Die „Wurzel der Pflanze Mensch" in Nöten

1. Die Masse macht malade. Ein Zuviel an Nahrung (beim Bundesbürger die Regel) torpediert die regulären Verdauungsabläufe, bringt sie aus dem Rhythmus und legt damit den Grundstein für krankhafte Veränderungen.

2. Wir essen nicht nur Unmengen, sondern noch dazu das Falsche. Es überwiegen isolierte Nährstoffträger (Nudeln, Brot, Käse, Wurst). Sie bringen ein Übermaß an Energie, eingebettet in allzu spärliche Beilagen wie etwa die unbedingt - hier wirklich - massenhaft nötigen Faserstoffe.
Dies allein wäre schon Schwerstarbeit genug und könnte nicht ohne bleibende chronische Schäden auf Dauer bewältigt werden. Die zentralen Verdauungsorgane haben aber noch weitere Atlas-Lasten zu schultern:

3. Beispielsweise reichlich Chemie aus der Umwelt und neuerdings insbesondere aus der Experimentierküche der Nahrungsmittelindustrie (mit uns, den Konsumenten, als unfreiwillige aber ergebene Versuchskaninchen). Konkret: Rückstände aus der Landwirtschaft, Massentierhaltung, Tiermast, Industrie und Verkehr. Lebensmittelzusatzstoffe verschiedenster Provenienz (Geschmacksverstärker, künstliche Aromastoffe, Farbstoffe, Emulgatoren etc.)

Teuflische Mixturen: Die Lebensmittel-Überwachungsstellen konstatieren einen neuen, unheilvollen Trend beim Spritzen von Obst und Gemüse. Immer häufiger werden gleich „ganze Mixturen von Pflanzenschutzmitteln" (SPIEGEL) ausgebracht, nach dem Motto: Doppelt oder 10-fach gespritzt hält besser. „Simultanapplikation von Unkraut-, Pilz- und Insektenbekämpfungsmitteln" nennt man diese skandalöse Praxis, die vom Verbraucher bislang unbemerkt geblieben ist - obwohl beispielsweise in Spanien und auch auf heimischen Feldern gerne praktiziert - und die Verbraucherschützer sehr beunruhigt.

4. Selbsterzeugte Toxine. Der Darm wird, wie wir noch sehen werden, durch vielerlei Einflüsse zur Giftküche. Darminhalte stagnieren, bleiben liegen, verfaulen - wie dies Nahrung bei warmem Stehenlassen eben so an sich hat. Darüber hinaus beherbergt der Verdauungstrakt ein brisantes Völkergemisch an zum Teil gar nicht sehr willkommenen Bakterienstämmen. Die Stoffwechselprodukte dieser „unpassenden" Kleinlebewesen wirken ebenfalls als starke Gifte.

5. Mit in der Nahrung inbegriffen sind immer auch unerwünschte Bestandteile natürlichen Ursprungs. Jedermann weiß beispielsweise, daß es giftige Pflanzen gibt. Wer gerne Nüsse und ähnliches ißt, kann schon einmal eine bittere Mandel und damit etwas giftige Blausäure erwischen. Noch häufiger wird ihm allerdings verschimmelte Ware aufgetischt (Aflatoxine), wobei in den letzten Jahren vor allem Pistazien in Verruf gerieten. Auch Druckstellen von schlecht gelagerten Äpfeln, Birnen und anderem Obst enthalten unerwünschte Verbindungen. Erst recht natürlich Wurst und Käse, die sich in einem permanenten Prozeß des Verderbs befinden.

6. Völlig unterschätzt wird darüber hinaus bisher der Beitrag, den die Medikamente zur Lähmung der Verdauungsfunktionen leisten. Wir sind zu einem Volk von Pillenschluckern geworden, ohne zu beachten, daß es sich dabei in der Regel um körperfremde Substanzen handelt, die die grundlegenden natürlichen Regulationen schachmatt setzen können. Auf Dauer stellen sich Probleme mit dem Stuhlgang ein, verbunden vielleicht noch mit blutenden Darmgeschwüren.

Vorsicht! Arzneimittel

Anhaltende Darmträgheit wird nicht zuletzt auch durch die Einnahme von Medikamenten hervorgerufen oder verstärkt. Zu den „Stau"-bildenden Mitteln zählen unter anderem:
• Codeinhaltige Schmerzmittel, Hustenblocker.
• Eisenpräparate.
• Magensäurebindende Mittel.
• Beruhigungsmittel, Antidepressiva, Psychopharmaka.
• Blutdrucksenkende Mittel.
• Cholesterin-Hemmer.
• Koffeinhaltige Medikamente.
• Schlankheitsmittel.

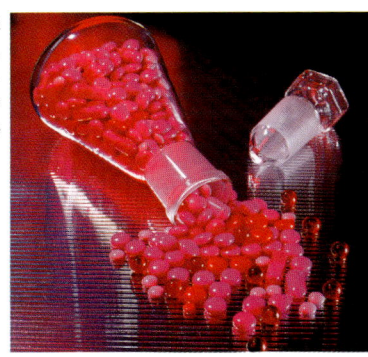

Wer sich seinen Darm
gesund erhalten will,
der sollte Tabletten meiden.
Denn Medikamente
bremsen die Verdauung aus

Die Leiter der Eskalation
Darmprobleme von peinlich bis tödlich

Völlegefühle, Blähungen, kurze krampfartige Schmerzanfälle, Verstopfung - auch gelegentlich abwechselnd mit Durchfällen - bilden oft den Auftakt für eine lange Leidensgeschichte und begleiten den Betroffenen über viele Jahrzehnte. Zunehmend häufig gesellen sich *Nahrungsmittelallergien* hinzu, also Unverträglichkeits-Erscheinungen gegenüber bestimmten Speisen: Der schier unermeßliche Früchte-Garten der Schöpfung schrumpft zusehends zusammen.

Nebenbei: Die Erfahrung, daß uns bestimmte Gerichte oder Lebensmittel plötzlich nicht mehr richtig bekommen, führt oft zur Ausbildung von einseitigem Ernährungsverhalten, was dann wiederum die Verdauung noch zusätzlich irritiert und durcheinanderbringt (sog. „leichte Kost" mit wenig Faserstoffen oder frischen Produkten).

Als nächstes wird es langsam ernst: Darmpolypen treten immer öfter auf. Sie sind vorläufig zwar gutartig; jedoch können sie sich jederzeit zum Krebs auswachsen (siehe 17. Kapitel).
Gleichfalls steil ansteigende Häufigkeit zeigen mit den Jahren die Divertikel, also Dickdarmeinstülpungen (siehe 17. Kapitel), hervorgerufen vor allem durch jene Schädigungen, die bei der mühsamen Beförderung von allzusehr verhärteten, klebrigen Stuhlmassen an den Darmwänden hervorgerufen werden.

Äußerst kritische Stadien sind bei den entzündlichen Vorgängen im Verdauungstrakt erreicht. Magen- und Zwölffingerdarmgeschwüren hofft man neuerdings durch eine Bekämpfung des Krankheitserregers Helicobacter pylori beikommen zu können. Der Therapie weit größere Widerstände setzen jedoch immer noch die chronischen Entzündungen der tieferen Verdauungsabschnitte entgegen: *Morbus Crohn* (ein Leiden, das den Dünndarm befällt) sowie die im Dickdarm lokalisierte *Colitis ulcerosa.* Beide Krankheiten hängen offenbar mit einer - im einzelnen noch nicht entschlüsselten - Fehlreaktion des Immunsystems zusammen, vielleicht als Folge von frühkindlichen Infektionen.

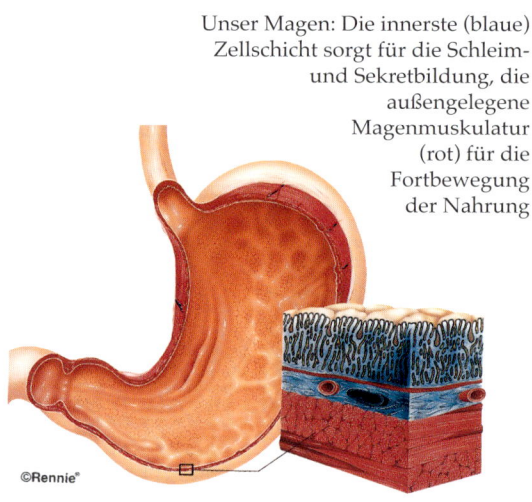

Unser Magen: Die innerste (blaue) Zellschicht sorgt für die Schleim- und Sekretbildung, die außengelegene Magenmuskulatur (rot) für die Fortbewegung der Nahrung

©Rennie®

Die schwerwiegendste und gefährlichste Erkrankung ist natürlich der *Darmkrebs.* Meist sind solche Tumoren im Dickdarm angesiedelt - auch dies ein Zeichen dafür, daß gerade dieser Teil des Verdauungstraktes unter den Verhältnissen der Zivilisation zu unserem Schicksalsorgan wird, ihm also für unser Wohlergehen und einem ersehnten langen Leben in Gesundheit eine Schlüsselrolle zukommt.

5. Kapitel
Die Turbos für den schlaffen Darm

Abführmittel im Überblick

Das Problem ist gewaltig: Jeder dritte Bundesbürger nimmt mehr oder weniger regelmäßig Abführmittel ein. Schnell wird aber in diesem Falle der „Problemlöser" zum eigentlichen Stolperstein. Denn eines gleich vorweg: Für den Darm sind die „Turbos" in aller Regel nichts weiter als eine zusätzliche Tortur. Nicht etwa eine Hilfe. Sie stellen einen Notnagel dar und gehören ins Giftschränkchen, das man nur in besonderen Lebenssituationen, wenn überhaupt, öffnet. Die Devise muß hier lauten: „Bloß nicht zur Gewohnheit werden lassen!" Denn sonst ist die Schlacht um den Darm (und damit das beste Stück Gesundheit) schon von vornherein unrettbar verloren.

Grundsätzlich gibt es **drei Prinzipien,** den Darminhalt gezielt, beschleunigt, zuweilen künstlich in Bewegung zu setzen und (einmalig) eine Darmentleerung zu bewerkstelligen. Solche Entleerungshilfen sind

- schleimhautreizend;
- andere binden Wasser
- oder weichen den Stuhl im Verlauf der Darmpassage durch Dünn- und Dickdarm auf, halten ihn geschmeidig und voluminös.

Letztere zählen eigentlich nicht zu den „künstlichen" Verdauungsbeschleunigern. Vielmehr verkörpern sie spezielle vorteilhafte Wirkungen von besonderen Nahrungsbestandteilen (insbesondere von naturbelassener Ernährung). Deshalb werden wir sie im Zusammenhang mit der Ernährung ausführlicher erläutern und mit konkreten Rezepten vorstellen.

Und noch ein Hinweis: Wir „puschen" den Darm zur ungesunden Höchstleistung auch durch manche liebe aber nicht sehr bekömmliche Gewohnheit auf: Kaffee z.B. wirkt als starker Stimulator auf die Darmtätigkeit. Dies scheint auf den ersten Blick erwünscht, hat jedoch seine Tücken. Denn es handelt sich gewissermaßen um „Doping", keine zuträgliche, natürliche Aktivität im Bauchraum. Eine durch den Nerven-Streß bewirkte Erlahmung der Darmbewegung wird nicht erkannt, weil der Darm mit ständigen Koffein-Einlagen auf „Hochtouren" gebracht wird. Dies schwächt jedoch die Eigenregulationen (Peristaltik, Selbstreinigungskraft) fortlaufend, und der Darm, die Verdauungsorgane können nur auf der Basis einer solchen wiederhergestellten natürlichen Steuerung von Grund auf heil werden.

Wie oft muß man „Müssen"?

3 x die Woche oder 3 x täglich - alles normal?

Vorab die etwas hilflose Meinung der Schulmedizin, der Sie regelmäßig in Interviews und Veröffentlichungen begegnen werden. Wir zitieren dazu den Spezialisten Dr. Bernhard Knick, München. Beim „normalen Stuhlgang", so seine Auffassung (und die der meisten Kollegen) ergibt sich danach eine erstaunliche Variationsbreite: „Dreimal die Woche ist ebenso normal wie dreimal pro Tag."

Dies klingt für viele beruhigend, ist aber mit großer Wahrscheinlichkeit ein geradezu epochaler Irrtum: Die Einschätzung beschreibt nämlich nur einen heillosen Mißstand. Wer nur jeden zweiten oder dritten Tag Stuhlgang hat, ist verstopft, bei dem funktioniert der Selbst-Reinigungsmechanismus des Körpers nicht mehr. Tatsache ist: Ein intakter Darm sorgt, dies kann als Faustregel gelten, für mindestens zwei Stuhlentleerungen pro Tag, abhängig auch von der aufgenommenen Nahrungsmenge (1 x Stuhlgang ist das absolute Minimum). Auch 3 solcher „Sitzungen" brauchen uns, da können wir die Experten bestätigen, nicht zu beunruhigen. Nach den Erkenntnissen des Spezialisten Robert Gray wäre sogar normal, wenn wir nach jeder Mahlzeit spontan „müssen" müßten.

1. Vorsicht! Darmreizende Mittel

Pflanzen als treibende Kraft? Abführende Wirkungen weisen auf: Sennesblätter, Faulbaumrinde, Aloe, Rhabarberwurzeln, Kreuzdornbeere.

Gefahren: Darmreizung, Abhängigkeit, Erlahmen der Eigenbewegung des Darmes, Mineralstoffverluste (Kalium!). Vorsicht auch vor der ansonsten allseits so geschätzten Aloe: Eine Einnahme als Abführmittel führt zur Abhängigkeit und beim Dauergebrauch (= Mißbrauch) zu Nierenschäden.

Der verbreitete Abführmittelmißbrauch ist ein zivilisatorisches Drama besonderer Art, ein untrügliches Zeichen dafür, daß es mit einer unvoreingenommenen, objektiven Gesundheitsaufklärung in unserer „Informationsgesellschaft" nicht weit her ist. Die

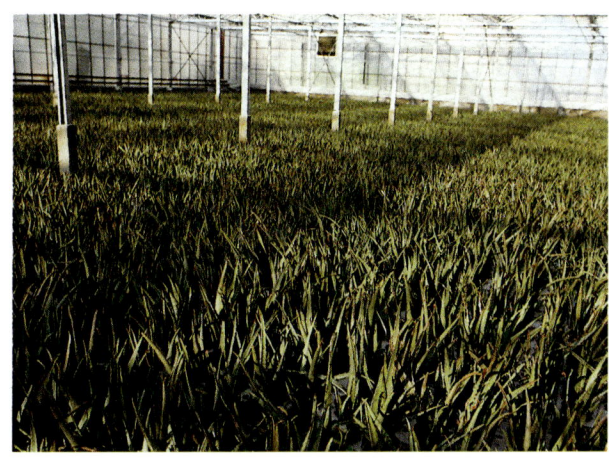

Die vielseitig verwendbare Aloe – als Abführmittel eher zu meiden

üblichen Abführmittel sind schon deshalb ein völlig verfehlter Ansatz, weil dadurch die Verdauungswege in ihrer ganzen Länge (auch Speiseröhre, Magen, Dünndarm) strapaziert werden. Dies behindert sowohl die natürlichen Verdauungsabläufe wie es Gewebe in Mitleidenschaft zieht. Und der Hauptort der Darmverschlackung liegt nun einmal im **Dick**darm, selbst wenn es durchaus Phänomene wie eine Dünndarmverschlackung geben mag (wie sie Dr. F. X. Mayr konstatierte), die aber hauptsächlich durch Ernährungsmaßnahmen, keineswegs auf mechanischem Wege zu beeinflussen sind.

Vor Heilkräutern muß man (manchmal) auch warnen. Der Darm (und seine Schleimhaut) zumindest will mit Sennesblättern & Co. keinen näheren Umgang pflegen. Von solchen deutlichen Anmerkungen sollte man sich auch nicht dadurch abhalten lassen, daß interessierte Kreise dies gerne zum Anlaß nehmen, vor gar nicht sanften Kräutern und gefährlichen „Scharlatanen" zu warnen. Naturheilkundliche Anwendungen zeichnen sich in aller Regel durch relative Nebenwirkungsarmut aus, ganz im Gegensatz zu den stark eingreifenden Mitteln der pharmazeutischen Chemie. Wo die Hilfen aus der Naturapotheke jedoch schaden können, sollte man diesen Umstand nicht verschweigen (siehe auch 17. Kapitel).

Rizinusöl? Das kaltgepreßte Öl aus den Samen der Rizinuspflanze (Ricinus communis) ist hochwirksam.

Gefahren: Reizung des Darmes. Gewöhnung an solche massiven Hilfestellungen (trotz des abschreckenden, äußerst unangenehmen Geschmacks).

Besonderer Hinweis: Nur sichere Ware aus der Apotheke verwenden, da der Samen der Pflanze selbst stark giftig ist.

Hausrezept: Das Rizinusöl muß und sollte nicht unbedingt den ganzen Verdauungsapparat passieren. Wirken soll es ja nur im Dickdarm. Deshalb eignen sich - auch wegen des abstoßenden Geschmacks - Rizinus-Zäpfchen für den Notfall besser als orale Einnahmen. Man kann solche Zäpfchen leicht selbst herstellen; Jean Pütz hat in seinen Hobbythek-Sendungen dazu vielfach praktikable Anleitungen geliefert (siehe 17. Kapitel).

Erleichterung durch künstliche Reize? Hinzu kommen noch eine Reihe von **synthetischen Mitteln** wie Phenolphtalein, Natrium picosulfat oder Bisacodyl. Da wir gerade bei Jean Pütz waren: Der beliebte Fernsehmoderator des Westdeutschen Rundfunks hat auch in dieser Hinsicht unmißverständliche Worte gefunden: „Wir raten von diesen drastischen Mitteln dringend ab, da sie unphysiologisch sind, also zu heftig wirken und schnell in die Abhängigkeit führen."

Mutwillige innere Verletzungen - als solche kann man die regelmäßige Einnahme von Abführmitteln bezeichnen:
• Die Schleimhäute entzünden sich dabei. Es bildet sich Schleim, vermengt oft mit Blut.
• Die natürliche Darmbewegung wird beeinträchtigt. Dies wirkt sich schädlich auf alle weiteren Abfolgen im fein abgestimmten Verdauungsprozeß aus bis hin zum immer häufiger und schließlich gänzlich versagenden Entleerungsreflex.
• Der Organismus verarmt an Mineralstoffen. Dies begünstigt einmal eine weitere Verstopfung, weil der Wasserhaushalt des Körpers gestört wird, und geht auch an die Knochen (Entkalkung).
Selbstdiagnose Kaliummangel (Mineralstoffdefizite):
Konstante Müdigkeit, Muskelschwäche (auch im Hinblick auf die Darmbewegung), Schwindel, unnatürlich starkes Durstgefühl.

• Außerdem werden ganze Völkerschaften von nützlichen Darmbakterien geradezu aus dem Darm hinausgeschwemmt. Sie fehlen dann als Produzenten von Schutzstoffen und „Darmpolizei" gegen schädliche Keime

2. Geeignet bis bedingt geeignet - Salinische Abführhilfen

Wir haben es hierbei mit **Salzen** zu tun, die nicht nur ihre verdauungsfördernde Wirkung gemeinsam haben, sondern leider auch alle recht unangenehm schmecken und deshalb schwer zu schlucken sind. Die bei weitem wichtigsten in diesem Zusammenhang sind:
• Glaubersalz (= Natriumsulfat) und
• Bittersalz (= Magnesiumsulfat).

Sie wirken durch die Kraft der Osmose, die den Flüssigkeitsaustausch zwischen Zellen und Geweben steuert. Konkret heißt dies im Falle der salinischen Verdauungsmittel:

Die Salze verhindern, daß Wasser aus dem Nahrungsbrei durch die Darmwand resorbiert wird, ziehen vielmehr noch selbst solches aus den Geweben ins Darminnere. So bleibt der Stuhl sowohl voluminöser wie auch geschmeidiger und wird besser im Darm voranbewegt.

Warum nun ist dieses Prinzip künstlich beschleunigter Darmentleerung weniger gefährlich als etwa pflanzliche Heilmittel?
Die **Schleimhäute** des Verdauungskanals werden nur **ganz geringfügig gereizt.** Und überdies hat man festgestellt, daß sich die Darmflora nach der Anwendung in aller Regel sehr schnell wieder normalisiert und - wo geschädigt - rasch regeneriert.

Allerdings: Auch Glauber- oder Bittersalz sind keineswegs zur Daueranwendung gedacht und geeignet. Die Eigenbeweglichkeit des Darmes könnte leiden, es würden dem Körper reichlich Mineralstoffe (Kalium) und Wasser entzogen werden. Andererseits könnten auch die in den salinischen Abführhilfen enthaltenen Mineralstoffe wiederum - derart hochdosiert zugeführt - Probleme machen (Blutdruckerhöhung beim Natriumsulfat).

Praxis-Tip/Neuheit
Die F.X. Passage
Hierbei handelt es sich um ein salinisches Darmreinigungsmittel. Hauptwirkstoff ist das Magnesiumsulfat (30 g pro 100 g), wie es sich auch im Bittersalz findet. Darüber hinaus enthält das in Apotheken erhältliche Präparat noch Wein- und

Zitronensäure sowie Natriumhydrogencarbonat. Diese Beigaben, im Verein mit Orangen-Aroma und Saccharin-Natrium, mildern den ansonsten unangenehmen Geschmack, machen die Bittersalz-Lösung auch für Empfindliche „eingängig". F.X. Passage reizt die Darmschleimhäute nicht und übt - als Getränk eingenommen - eine reinigende Wirkung auf den gesamten Bereich des Darmes aus, nicht nur auf die unteren Abschnitte.

So wird das Mittel eingenommen: Man verwendet es am besten morgens, vor dem Frühstück. 1 bis 2 Teelöffel (= 7,5 bis 15 g) vom Pulver genügen meist. Es wird in 1/4 Liter lauwarmen Wassers aufgelöst, und man trinkt es „auf einen Sitz". Beim Auflösen des Pulvers bildet sich Kohlensäure, was das (Fasten-) Getränk noch akzeptabler und erfrischender macht, ihm einen Sprudeleffekt verleiht.

Kleines Lexikon der darmwirksamen Substanzen

Agar-Agar

Ein Gelier- und Dickungsmittel, das aus Rotalgen gewonnen wird und als „Massebilder" eingesetzt werden kann. Oft verwendet man es als pflanzlichen Ersatz für Gelatine (Agar-Agar ist etwa fünf- bis sechsmal gelierfähiger).
Zur Herbeiführung des Stuhlgangs empfiehlt sich die Einnahme von 1 bis 2 Teelöffeln Pulver/Körner. Auch hier gilt: Dazu reichlich trinken, sonst führen solche Mittel ihrerseits zur Verstopfung.

Flohsamen (siehe im 13. Kapitel „Der überaus nützliche Ballast")
Karlsbader Salz (entspricht dem Bittersalz; enthält Magnesiumsulfat)
Kleie (isolierte Ballaststoffe, meist aus Weizen oder Hafer)
Konjacmehl (siehe im Kapitel „Der überaus nützliche Ballast")
Lactulose. Es handelt sich um einen Zweifachzucker, der den Verdauungsprozeß beschleunigt und kräftig abführt (ähnliche Wirkungsweise wie beim Milchzucker). Insbesondere sorgt Lactulose dafür, daß giftiges Ammoniak, wie es bei der Verdauung regelmäßig anfällt, über den Darm ausgeschieden wird und die Leber nicht übermäßig belastet.
Leinsaat (siehe im 13. Kapitel „Der überaus nützliche Ballast")

Milchzucker (Laktose). Auch Milchzucker wirkt abführend. Er bewirkt, daß mehr Flüssigkeit im Darm verbleibt, der Stuhl also schwerer und voluminöser ausfällt, und stimuliert die Eigenbewegung des Darmes. Entsprechende Präparate werden aus Molke erzeugt. Milchzucker dient den nützlichen Bakterien im Darm als Nahrung, wird zuerst in Glukose und dann zu Milchsäure und Essigsäure abgebaut.

Diese Abbauprodukte der Laktose schaffen im Darm ein Milieu, das der gesunden Darmflora förderlich ist. Milchzucker verbessert darüber hinaus die Verwertung von Mineralstoffen aus der Nahrung. Empfohlen wird im Bedarfsfall die Einnahme von 1 bis 4 Eßlöffel Milchzucker, über den Tag verteilt. Entsprechende Präparate sollten natürlich bei Milchzuckerunverträglichkeit nicht eingenommen werden.
Topinambur-Extrakt. Ballaststoffe aus der „Erdbirne" (ein mit der Sonnenblume nahe verwandter Korbblütler), die sich auch für Abspeckkuren gut eignen.

Alternativen für Kräuterfans

Praxistip: Wer partout nicht auf pflanzliche Unterstützung aus dem Kräutergarten für den Stuhlgang verzichten möchte, kann auf relativ risikoarme Heilpflanzen umsteigen. Dies gilt insbesondere für die **nicht chronisch verstopften** Patienten, für gelegentliches Stuhlverhalten auf Reisen oder in besonders stressigen Situationen. Bei chronischen Zuständen hat immer die grundlegende Sanierung des Darmmilieus durch Darmentschlackung und Darmflora-Erneuerung absoluten Vorrang.

Hier nun die „harmlosen" pflanzlichen Alternativen, die Soft-Turbos aus dem Naturheil-Schatzkästlein gewissermaßen:
• **Schlehdorn** (vor allem die Blüten).
• **Erdrauch** (ganzes Kraut; nicht zuviel davon verwenden).
• **Esche** (Blattfiedern = Blätter ohne die Rippen).
• **Manna-Esche** (getrockneter Saft aus dem Stamm des Baumes; nicht überdosieren! Wirkt ähnlich wie die salinischen Abführmittel, also über osmotische Vorgänge, die dem Darminhalt Wasser aus den Geweben zuführen und ihn verflüssigen).

Weitere harmlose Verdauungshilfen

Dörrpflaumen/Backpflaumen

Schon zu Großmutters Zeiten wurden sie reichlich als schonendes und doch recht zuverlässiges Verdauungs-Beschleunigungsmittel eingesetzt. Während der Schrothkur greift man zu diesem Zweck noch heute gern und bevorzugt darauf zurück. Die verdauungsfördernde Wirkung gilt besonders im Hinblick auf Backpflaumen. Ihre Besonderheit: Sie reifen länger am Baum und entwickeln dadurch stärkere Süßkraft. Traditionelle Anbaugebiete für diese Spezialität liegen in Südwestfrankreich (Agen); neuerdings werden größere Mengen aus Kalifornien importiert.

Die Wissenschaft bestätigt die Wirkung: Ein Dutzend Trockenpflaumen, in den täglichen Ernährungsplan eingebaut, verbessern die Erfolgsrate in Sachen Stuhlgang um ein Fünftel, wie man in einer amerikanischen Studie errechnet hat. Verantwortlich für den Erfolg dürften zwei Komponenten sein: Der **Faseranteil** und ein beachtlicher Gehalt an Sorbit, einer Zuckerart, die mild abführend wirkt.

Praxistip
Pflaumen-Brotaufstrich: Die entkernten Trockenfrüchte (Backpflaumen) pürieren und wie Mus als Aufstrich auf Vollkornbrot verwenden (bitte beachten: Getreideprodukte sollten wegen ihres mukoiden Potentials in nicht zu großen Mengen verzehrt werden).

Verdauungsfördernde Salat-Beilage: Reizvoll kann es auch sein, kleingeschnittene Trockenpflaumen besonderen Frischkostsalaten (insbesondere Rotkohlsalat) beizumischen. Natürlich eignen sie sich überdies als Zutat zum Müsli oder zu Obstsalaten sowie zu leichten, kleinen Obst-Zwischenmahlzeiten.

6. Kapitel
Beweise für die Notwendigkeit der Darmreinigung

Giftküche Darm

Der Darm ist ein Treibhaus. Draußen, außerhalb des Körpers, mag es 20 oder 25°C warm sein. Im Darm geht es heißer her: es herrschen ständig tropische Temperaturen von 37 bis 38°C.

Dabei schwitzt nun aber die Nahrung so manchen üblen Stoff aus, wie wir noch sehen werden - wobei allerdings weniger unser Körper die Schuld trägt als der Esser selbst, weil er ihn mit ungeeignetem Material überhäuft. Wesentlich verstärkt wird die ungute Mischung der Darminhalte noch dadurch, daß es zu Staus kommt, die Nahrung wie in einer Fahrzeugschlange auf der Autobahn während der Hauptreisezeit nicht mehr so recht vorwärts kommt.

Dies bringt nicht nur unangenehme Spannung in den Bauchraum (Blähungen, Völlegefühl bis hin zu Herzbeschwerden). Es entstehen unter der Einwirkung der extremen inneren Verhältnisse, die eigentlich nur für rasch passierenden Durchgangsverkehr eingerichtet sind, schädliche Zersetzungsgifte in schier unüberschaubarer Zahl:
• Isolierte Kohlenhydrate (Industriezucker), Weißmehlprodukte und vielfältige Kompositionen der „Lebensmittel-Designer" - in praktisch jeder zeitgenössischen „Zivilisationskost" enthalten - führen zu Gärungsprozessen, und dabei entstehen zahlreiche schädliche Alkohole und ebensolche Säuren. Mayr-Ärzte verweisen hier z.B. auf „giftigen Fusel, Methanol, Propanol, Butanol u.a." (Rauch).
• Noch problematischer sind aber die Vermächtnisse der verbreiteten Eiweißmast mit Fleisch, Wurst, Eiern, Milcherzeugnissen und Fisch. Sie fördern gestörte Darmverhältnisse und hinterlassen unter diesen ungünstigen Rahmenbedingungen eine ganze Serie von höchst giftigen Fäulnisprodukten, darunter z.B. Stoffe wie das Leichengift (Cadaverin) oder Verbindungen wie „Indikan, Putreszin, Neurin".

Doppelte Portionen - halbe Gesundheit
Schon die recht vorsichtige Deutsche Gesellschaft für Ernährung empfiehlt erwachsenen Frauen, nur ca. 45 g Protein pro Tag aufzunehmen (Männern ca. 55 g). Tatsächlich verleiben wir uns durchschnittlich 83 g (Frauen) und 105 g (Männer) ein. Die doppelte Ration also. Eiweißzufuhr selbst ist lebensnotwendig. Jedes Zuviel ist problematisch und langfristig für unser Wohlergehen verhängnisvoll. Das Übermaß untergräbt wichtige Körperregulationen und Organsysteme (beispielsweise die 100.000 km Wegstrecke der Arterien und Kapillaren im Organismus) und überschwemmt den Organismus in Gestalt der giftigen Stoffwechselprodukte mit hochtoxischen Substanzen.

Giftküche Darm - auf den Punkt gebracht:
Die im Zivilisationsdarm massenhaft erzeugten Stoffe „sind so giftig, daß eine kleine Dosis davon genügt, um, in Form einer Injektion verabreicht, ein Versuchstier zu töten."(Dr. med. Erich Rauch).

Giftküche mit Fernwirkung

Unter den lokalen Übelständen im Darm leidet der Organismus nicht nur vor Ort. Das mißglückte Verdauungsgeschehen zeitigt Folgen im ganzen Organismus und schädigt Organe, Nerven und schließlich jede einzelne Körperzelle in ihrer Vitalität. Dies führt zu zahlreichen Symptomen, eher alltäglichen aber auch recht bedrohlichen, wie sie besonders von Mayr-Ärzten häufig beschrieben wurden:

Schlafstörungen, Über-Nervosität, Konzentrationsmängel, Ruhelosigkeit, Depressionen, Kopfschmerzen und Kopfdruck, Verspannungen und Schmerzen in Kreuz und Rücken, Atemnot, Herzbeschwerden, kalte Hände und Füße, Schwindelanfälle, starkes Schwitzen, unangenehmer Mund- und Körpergeruch - und viele andere Zeichen eines grundlegend gestörten Körpergleichgewichts.

Wer würde schon bei einem oder mehreren der beschriebenen Symptome unbedingt auf gestörte Verdauungsverhältnisse schließen?
Doch das Übel setzt sich noch fort. Viele weitere Leiden wie etwa Migräne, Bluthochdruck, rheumatische Beschwerden, Neuralgien werden von Ärzten wie Dr. Erich Rauch als solche Fernwirkungen und Signale aus einem grundlegend gestörten Darmmilieu gedeutet.

In der Ärzteschaft wird gerne und viel gegen die „Schlacken" polemisiert und deren Vorhandensein schlichtweg in den Bereich der Fabel gerückt. Dies ist nicht gerechtfertigt, kurzsichtig und kann durch einfachste Beobachtungen widerlegt werden. Wir zitieren dazu nur einmal einen erfahrenen ärztlichen Fastentherapeuten, der viele Tausende von Patienten betreut hat, und zwar Dr. med. Heinz Fahrner, lange Jahrzehnte leitender Arzt der (Fasten-) Klinik Buchinger am Bodensee in Überlingen:

„Es ist erstaunlich, welche Stuhlmengen dabei bis in die vierte Fastenwoche hinein noch entleert werden können."

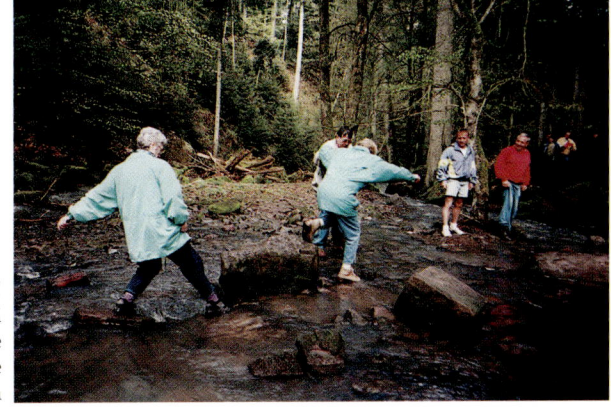

Fastenwandern macht Spaß! Auch dem Darm, denn er kann dabei rasten ohne zu rosten. Durch die Bewegung wird auch die innere Muskulatur fitgehalten

Diese immer wieder bestätigte Beobachtung ist höchst bemerkenswert, legt man doch beim Buchinger-Fasten großen Wert auf eine ständige unterstützende Darmentleerung mit ganz unterschiedlichen Mitteln (salinische Wässer, Einläufe), so daß der „Nachschub" an Darminhalten eigentlich innerhalb von Tagen weitgehend zum Erliegen kommen müßte. Erklärbar ist das Phänomen praktisch nur durch das Vorhandensein stagnierender Reste, die erst allmählich gelöst und nach und nach ausgeschieden werden.

Ähnliche Augenscheins-Belege sind auch in großer Zahl aus der Mayr-Kur bekannt. Dort weiß man, daß der durch die Milch-Semmel-Diät produzierte Stuhl unter normalen Verhältnissen von goldgelber Konsistenz und fast geruchlos ist. Bei den ambulant in der Arztpraxis oder stationär in Kliniken durchgeführten Kuren stellt man aber regelmäßig fest, daß bei gestörten Verdauungsfunktionen und bei Verstopfung über längere Zeiträume (bis zu mehreren Wochen) zusätzlich „zähklebrige, durch die Kur in Bewegung geratene Schlacken" abgehen, ätzend-aggressive Substanzen, die aus alten Depots innerhalb des Verdauungstraktes mit Hilfe der hindurchrieselnden salinischen Wässer (Bitter- oder Glaubersalz) freigesetzt werden.

Auch bei der Colon-Hydro-Therapie beobachtet man immer wieder, daß sog. Kotsteine und über mehrere Jahre angesammelte Schlackeneinträge ausgeschieden werden (Dr. med. Walter Jahl). So kann man oft Nahrungsreste identifizieren, die aus Speisen stammen, die bereits vor vielen Wochen, ja Monaten eingenommen wurden.

Alt-Ablagerungen - auch schulmedizinisch belegt
Der Hinweis auf solche Ablagerungen im Darm ist also keine Erfindung der Therapeuten, und dies weiß man auch ganz offiziell in der Schulmedizin. Ein Beleg dafür sind die Kotsteine (medizinisch Koprolith), wie sie nicht selten bei Blinddarmoperationen aus dem Darm geborgen werden. Bei diesen „Fundsachen" handelt es sich um „steinartig feste Darminhaltsgebilde (Enterolith) aus eingedicktem Kot (als Kern) und inkrustiertem, von Darminhalt durchsetztem Schleim" (Roche Lexikon Medizin). Solche Kotsteine und Kotballen finden sich nicht nur im Bereich des Blinddarms, sondern häufig auch in Verbindung mit Dickdarm-Divertikeln. Sie können tatsächlich beträchtliche Ausmaße von mehreren Zentimetern Durchmesser erreichen, es kommt sogar vor, daß solchermaßen verstopfende Ablagerungen wegen des drohenden Darmverschlusses operativ entfernt werden müssen.

Alltägliche Extremfälle?
Der Dickdarm selbst stellt ein durchaus imposantes Gebilde dar. Massig und doch geschmeidig ist er geradezu kunstvoll girlandenförmig in den Bauchraum eingepaßt. Doch bringt er es mit seinen nur 1,5 Metern - ohne Inhalt - nur auf einige Pfund Gewicht. Trotzdem fand man bei Autopsien Exemplare, die - ebenfalls natürlich ohne aktuelle Nahrungsreste - nicht weniger als **20 Kilogramm** schwer waren!

„Dick" ist dieser Teil des Darmes eigentlich nur wegen seines inneren Durchmessers von in der Regel etwa 7 Zentimetern oder etwas mehr (der Dünndarm bringt es nur auf einen lichten Durchmesser von 3 bis 4 cm). Aber auch hier bekamen die Anatomen, wie die Autorin Jillie Collings berichtet, schon Verblüffendes zu Gesicht: Därme nämlich, deren „freier Durchfluß" (Lumen) durch Ablagerungen diverser Art auf Bleistiftdicke zusammengeschrumpft war.

Der Dickdarm - strapazierbar und überstrapaziert

Der Dickdarm ist ganz zweifellos der flexibelste Teil des Verdauungstraktes. Seine Wände sind ganz außerordentlich geschmeidig und dehnbar. Er läßt sich deshalb auch gut füllen - und leicht überfüllen, wie es heute schon die Regel geworden ist.

Diese besondere Verformbarkeit geht so weit, daß dieser Schlauch geradezu groteske Formen annehmen kann, wie der amerikanische Arzt Norman W. Walker und sein deutscher Kollege Helmut Weiss sehr anschaulich gezeigt und durch röntgenologische Untersuchungen auch belegt haben. Bei kaum einem Zivilisationsbürger, so die Erfahrung der Experten, liegt der Dickdarm im Bauchraum richtig!

Die Autointoxikation - Selbstvergiftung aus dem Darm

Die Gefahr ist real und das Problem hat seit Ilja Metschnikoff unzählige Forscher in ihren Bann gezogen. Der zugehörige Fachterminus artikuliert und liest sich etwas holprig (Intestinale Autointoxikation), und gemeint ist damit laut Definition die „Selbstvergiftung durch Substanzen, die im eigenen Körper - hier dem Verdauungstrakt - im Verlaufe des Stoffwechsels produziert werden."

Am Anfang des 20. Jahrhunderts - genau wie 100 Jahre später - bestand eine große Sensibilität sowohl in Kreisen der Forschung wie bei der Öffentlichkeit gegenüber den Gefahren, die von einem gestörten Verdauungstrakt ausgehen. Damals wie heute neigte man dabei natürlich auch zu Übertreibungen. Manche Chirurgen gingen in ihrer Geschäftstüchtigkeit so weit, den Patienten eine radikale Entfernung großer Teile des Dickdarms zu empfehlen - ein geradezu verbrecherisch leichtfertiger Rat. In unserer Zeit war es einige Jahre lang die Darmpilz-Hysterie, die manch absurde Blüte trieb (z.B. ständige fragwürdige Stuhluntersuchungen und willkürliche Diät-Empfehlungen).

Wie dem auch sei: Schon im Jahr 1912 jedenfalls trafen sich in London die 57 bedeutendsten Chirurgen der Insel und machten in einem Appell auf das Problem der Selbstvergiftung aus dem Dickdarm aufmerksam. Es handelte sich um angesehene Mitglieder der Königlich Medizinischen Gesellschaft, nicht etwa um „Außenseiter", und man legte dabei eine Liste von 22 verschiedenen Giften vor, die sich regelmäßig im (ebenso regelmäßig gestörten) Verdauungstrakt von Patienten finden, und die wir an dieser Stelle zitieren möchten, obwohl sie in der

Mehrzahl wohl nur dem Chemiker oder Pathologen ein Begriff sein werden (einige - wie z.B. Botulin oder Ammoniak - dürften aber auch vielen Laien durchaus bekannt sein):

„Phenol, Kadaverin, Agamantin, Indol, Schwefelwasserstoff, Kresol, Buttersäure, Botulin, Putrescin, Urobilin, Histidin, Ammoniak, Muscarin, Methylmerkaptan, Indikan, Methylgardanin, Indoäthylamin, Sulfuroglobin, Ptorrmarropin, Pentamethylendiamin, Neurin und Sepsin".

Diese Liste hat noch heute Bestand (man könnte darüber hinaus eine ganze Reihe weiterer mittlerweile identifizierter problematischer Verbindungen anfügen), und sie sollte uns als Warnung und Mahnung dienen, es mit der Darmreinigung in Zukunft genauer zu nehmen. Denn man bedenke in diesem Zusammenhang auch: Die Lage ist inzwischen noch ernster als vor 90 Jahren. Seinerzeit wurde weit weniger Fleisch (allein seit 1950 hat sich der Verbrauch fast verdoppelt) bzw. Eiweiß verzehrt, der Ballaststoffanteil in der täglichen Kost war um ein Vielfaches höher als heute.

Autointoxikation durch Mykosen
Solche Selbstvergiftungsvorgänge spielen sich auch im Falle von Mykosen ab, der Überwucherung der natürlichen Bakterienbesiedelung des Dickdarms mit Pilzen. Dadurch kann es in Verbindung mit einer unvollkommenen Kohlenhydratverwertung durch die Bakterien zur Bildung erheblicher Mengen von Alkohol kommen. Das Opfer derartiger Störungen ist auch in diesem Fall wieder die Leber. Sie erhält über die direkte Verbindung mit dem Darm (Pfortadersystem) Überstunden aufgebrummt, bei ohnehin schon ausgelasteten und überlasteten Kapazitäten. Ein Einbruch bei der Entgiftungsleistung ist vorprogrammiert.

Ständig high aus dem Bauch heraus?

Dr. Pfugbeil, lange Jahre Chefarzt des Schwarzwald-Sanatoriums in Baiersbrunn-Obertal, berichtet über Fälle, in denen es Patienten durch derartige Fehlbesiedelungen innerhalb der Darmflora auf einen permanenten Blut-Alkohol-Spiegel von 0,6 Promille brachten - ohne auch nur einem einzigen „guten Tropfen" zugesprochen zu haben.

Der vergiftete Brunnen: Das Overgrowth-Syndrom

In diesem Zusammenhang müssen wir auf ein weitverbreitetes Phänomen zu sprechen kommen, dessen Relevanz und Aktualität auch in der Schulmedizin völlig unumstritten ist: Das sog. **Overgrowth-Syndrom** (= Überwucherungs-Syndrom).

Gemeint ist damit folgendes: In den oberen (Dünn-) Darmabschnitten, auch dem mittleren, finden sich im Normalzustand nur vergleichsweise geringe Mengen an Bakterien. Durch bestimmte krankhafte, degenerative Veränderungen in Verbindung mit chronischer Über- und Fehlernährung kann es jedoch dazu kommen, daß sich in diesen dünnbesiedelten Bezirken plötzlich wie bei einer überwältigenden Völkerwanderung geradezu überfallartig große Scharen von Bakterien niederlassen und vermehren. Die Zuwanderer sind vom Dickdarm aus gestartet und machen sich nunmehr, von keinen Nahrungskonkurrenten behelligt, im Dünndarm breit. Dies stört dann die Verdauungsabläufe ganz gewaltig, da die fremdartigen Mikroorganismen-Stämme hier nichts zu suchen haben. Sie behindern die Resorption zugeführter Nähr- und Wirkstoffe und produzieren selbst Stoffwechselgifte, die prompt von den Schleimhäuten aufgenommen werden und Blut und Leber belasten.

Selbst-Diagnose Beschwerdebild beim Overgrowth-Syndrom:
„Durchfall, Blähungen, krampfartige Leibschmerzen" (Dr. K. J. Pflugbeil).

Nun ist es durchaus nicht so, daß harmlose Siedler sich versehentlich an einem unpassenden Ort niederlassen. Es tummelt sich im Invasionsheer auch manch übler Geselle. Für den Körper besonders gefährlich ist die überschießende Vermehrung von Fäulnisbakterien (dies gilt auch für den Dickdarm). Allein dadurch schon fallen unvermittelt und massenhaft problematische Stoffwechselprodukte aus dem Eiweißstoffwechsel an. Dadurch nun wiederum wird die Leber über Gebühr strapaziert und leidet langfristig mit Sicherheit Schaden. Durch die Überwucherung der oberen Darmabschnitte wird aber auch die Fettverdauung empfindlich gestört.

Fast-Food zerstört die Harmonie im Darm
Ein Beweis dafür, daß Fertigkost und Ernährungsfehler einen erheblichen Anteil an den Überwucherungen haben, liefert das Faible der jungen Generation für Hamburger und Pommes Frites: Diese schnellen Speisen locken die Darmbakterien offenbar mit unwiderstehlicher Gewalt in höhere Regionen, wie man in gründlich

angelegten Untersuchungen hat belegen können. Anhaltende und überaus hartnäckige Probleme mit Akne sind dann oft die ersten äußeren Zeichen schwerwiegender und für den weiteren Verlauf des Lebens folgenreicher innerer Veränderungen.

Überblick - Die heimtückischen Schlacken...

...im allgemeinen:

Saure Ablagerungen vorzugsweise im Bindegewebe. Sie behindern die Zellatmung, da sie die Verbindungswege zwischen Blutgefäßen und Zellmembranen immer schwerer passierbar machen. Solche Ablagerungen resultieren zu einem erheblichen Teil aus der Übersäuerung mit Proteinen („Eiweißmast").

...im besonderen:

Im Bereich des Darmes faßt man darunter dort abgelagerte, z.T. mit den Schleimhäuten fest verbackene Verdauungsreste, sog. Verklebungen. Substanz, die in einem Selbstreinigungsprozeß (Darm und Darmschleimhäute) eigentlich schleunigst aus dem Körper hinausbefördert werden müßten, bleiben in „Nischen" liegen. Dies behindert wiederum sowohl die Funktion der Schleimhäute wie ein gesunderhaltendes Darmmilieu. Denn die Ablagerungen sind potentielle Problemstoff-Depots, die fortlaufend Giftbelastungen an den Organismus abgeben (Gärungs- und Fäulnisstoffe).

7. Kapitel
Darmreinigung - ein zentrales Element der Heilung seit Urzeiten

Klistier, Einlauf, Colon-Hydro-Therapie

Die Praxis der Darmreinigung hat Wurzeln, die weit in die Anfänge der Medizin zurückreichen und belegen, welch bedeutenden Faktor der Genesung und Gesunderhaltung dem Menschen damit an die Hand gegeben wurde. Erste schriftliche Zeugnisse und bildhafte Darstellungen zu diesem Komplex sind aus dem 2. Jahrtausend v. Chr. überliefert.

Im alten Ägypten der Pharaonenzeit kannte man offensichtlich bereits Darmspülungen, die von Heilkundigen mit Hilfe von Schilfrohren, Fischblasen oder ausgehöhlten Flaschenkürbissen durchgeführt wurden. Auch die Sumerer, die Bewohner des Zweistromlandes Mesopotamien und Entwickler der ersten bekannten Schrift (Keilschrift), sollen das Verfahren praktiziert haben - mithin ließe es sich also gut 5000 Jahre und länger zurückverfolgen.

Als richtiggehende Therapiemaßnahme zur Behandlung bestimmter Erkrankungen begegnen uns dann die Darmspülungen bei Hippokrates (460-377 v. Chr.), dem Ahnherrn der modernen Medizin. Er beschrieb bestimmte Formen von Einläufen, bei denen so unterschiedliche Zusätze wie Salz, Honig, Wein oder Olivenöl zur Verwendung kamen. Auch Galen (129 bis 199 n. Chr.) verordnete vor allem bei Beschwerden mit den Verdauungsorganen Klistiere (hier besonders mit Salzwasser). Dieser griechisch-römische Arzt war immerhin für weit mehr als ein Jahrtausend bis in die Neuzeit hinein die medizinische Autorität schlechthin, seine Schriften galten als Bibel des gesamten Berufsstandes.

Im Mittelalter und noch lange danach war die Klistierspritze ein charakteristisches Requisit und alltägliches Utensil der Ärzte. Mit dem Siegeszug der zeitgenössischen naturwissenschaftlichen Medizin geriet das alte Wissen und die praktische

Anwendung desselben dann ins therapeutische Hintertreffen (die Patienten selbst verwendeten das Verfahren weiter) - aber nur für ganz kurze Zeit.
Schon Ende des 19. Jahrhunderts setzte eine Renaissance der traditionsreichen Behandlungsmethode ein, an der die Forschungen des russischen Zoologen Ilja Iljitsch Metschnikow großen Anteil hatten.

Kleine Chronologie im Überblick

19. Jahrhundert und früher: Es kommen vorwiegend das Klistier und ähnliche Verfahren zum Einsatz.
Anfang 20. Jahrhundert: Der sog. hohe Einlauf setzt sich durch. Daneben werden vor allem in Deutschland Darmwäsche-Verfahren entwickelt, die aber relativ aufwendig sind. Trotzdem finden sie häufig Anwendung.
Anfang 80er Jahre: Aus Amerika, von der NASA ursprünglich für die Astronauten bei Weltraummissionen entwickelt, gelangt die Colon-Hydro-Therapie nach Europa.

Wie wertvoll solche Maßnahmen sowohl zur Gesunderhaltung wie für das Gesundwerden sind, zeigt schon allein der folgende Umstand: Noch vor 200 Jahren schwor die (damals) konventionelle Medizin auf das dominierende „therapeutische Dreigestirn": Aderlaß, Klistier, Abführmittel. Dieser Ansatz selbst lebt heute noch fort in den vielfältigen ausleitenden Therapien und war alles andere als „mittelalterlich" und grundverkehrt - wenn auch die Ausführung der guten Absicht sich für die Patienten oft sehr leidvoll und dramatisch, mitunter auch tragisch gestaltete. Denn man ging beim „Ausleiten der Gifte und gefährlichen Gase" mit drastischen Mitteln und Gerätschaften zu Werke - dies ist heute glücklicherweise nicht mehr der Fall, wie wir im folgenden sehen werden.

Bei solchen heute relativ wenig belastenden Formen der Unterstützung für die Darm-Entleerung (bzw. zur gründlichen Darm-Reinigung) unterscheidet man im wesentlichen drei Varianten. Und zwar den
• **„Kleinen Einlauf"** (kann jeder bequem allein durchführen) sowie den
• **„Großen Einlauf"** (dazu wäre ein Partner sehr hilfreich).
Hinzu kommt eine weitere, in den vergangenen Jahrzehnten entwickelte Technik der intensiven Darmwäsche, die sog.

• **Colon-Hydro-Therapie** (geht beim Therapeuten, meist Heilpraktiker oder Arzt, vor sich).

Der „Kleine Einlauf" (Klistier)

Der Einlauf oder das Klistier sind relativ schonende Methoden, um den Darm (vorwiegend letzter Abschnitt) gründlich zu säubern. Sie haben den Vorteil, dort anzugreifen, wo das Problem - zumindest zum Teil - sitzt: Im Mast- und Dickdarm. Es wird nicht der Umweg über den ganzen Verdauungskanal vom Mund bis zur Ausscheidungsstätte genommen. Außerdem handelt es sich um ein relativ natürliches Verfahren, das mit einfachen, unschädlichen Mitteln arbeitet.

Die Praxis des „Kleinen Einlaufs"

Hierzu benötigen Sie eine • Klistierspritze.

Solche gibt es in verschiedenen Größen von 25 ml (in dieser Größenordnung auch als „Ohrdusche" angeboten) bis zum Zehnfachen und mehr. Optimal dürfte ein Gerät mit einem Fassungsvermögen von etwa 150 ml oder etwas weniger sein.

Klistiere bestehen aus einem birnenförmig sich verengenden Ball oder Ballon, auf dem ein Plastikansatzstück aufsitzt.

Und so gehen Sie damit um: Der Ball wird jeweils mit der Einlaufflüssigkeit prall gefüllt, das Röhrchen ein wenig mit Fett oder Creme (Vaseline) bestrichen, um es gleitfähig zu machen, in den Enddarm eingeführt und der Inhalt in den Mastdarm gepumpt.
Dies führt man am besten • in Seitenlage • auf dem Bett durch.

Das Tempo, mit dem die Flüssigkeit dem Darm zugeführt wird, bestimmen Sie selbst. Dies ist auch gut so. Denn manche Menschen empfinden ein zu druckvoll verabreichtes Klistier als unangenehm. Hier heißt es: ausprobieren!
Praktischer Tip: Schützen Sie die Matratze und den Bettbezug durch Auflegen einer wasserundurchlässigen Unterlage (ein aufgeschnittener großer Plastiksack erfüllt den Zweck bestens).

Und noch ein Hinweis: Verwenden Sie für solche Klistiere am besten sicherheitshalber abgekochtes, bis zu einer leicht warmen Temperatur abgekühltes Wasser (als Schutz gegen eventuell enthaltene Keime). Ohne Bakterien-Hysterie allerdings: Komplikationen durch auf diese Weise „eingeschleppte" Erreger kommen in der Praxis so gut wie nicht vor.
Den Vorgang der Kleinen Darmspülung wiederholt man nach erfolgter Entleerung des wässrigen Darminhalts gegebenenfalls mehrfach (zwei- bis viermal).

Wirkung des Kleinen Einlaufs

• Aufweichung des angesammelten Kots (Darmentleerung). Lösung alter, auf den Schleimhäuten anhaftender Reste.
• Erreicht wird überwiegend der Mastdarm, die Endstation des langen und verzweigten Verdauungstrakts.

Klistiere eignen sich vor allem auch zur schonenden Anwendung bei Kindern, wenn es mit dem Stuhlgang nicht so recht klappen will. Sehr sinnvoll können sie überdies auf Reisen sein.

Praxis-Rat
Einlauf-Grundregel

*Verwenden Sie grundsätzlich körperwarmes **Wasser** (kaltes Wasser eventuell für spezielle Anwendungen). Diesem eigentlichen Mittel der Reinigung kann man zur Intensivierung der Wirkung dann noch einige weitere natürliche Substanzen wie etwa ein wenig Zitronensaft u.ä. hinzugeben, je nach Wunsch und Voraussetzung. Dazu folgen noch detaillierte Vorschläge und Angaben.*

Hierfür gibt es auch Fertigklistiere in der Apotheke zu kaufen. Solche Anwendungen mögen zum Ausprobieren, zur Erkundung, wie man mit dieser Praxis zurechtkommt angehen. Eine richtiggehende Empfehlung wollen wir dafür aber nicht aussprechen, da in diesen Fertigpräparaten chemische Hilfsmittel (z.B. Natriumlaurylsulfosuccinat-Acetat) enthalten sind, die den Darm reizen können. Außerdem ist es auf die Dauer - und die regelmäßige Darmpflege soll ja zur selbstverständlichen praktischen Übung werden - natürlich sehr viel preiswerter, auf Klistier und Irrigator zurückzugreifen. Wenn man die dabei verwendete Flüssigkeit - das Lösungsmittel für die Darmverklebungen u.ä. - selbst zusammenstellt, weiß man schließlich auch, was man seinem Körper zumutet.

Der „Große Einlauf"

Dazu bedarf es eines Irrigators. Trotz des abschreckenden Namens handelt es sich um ein ganz einfaches Gerät, das überdies auch sehr preiswert für 25 oder 30 Mark in der Apotheke oder im Versandhandel zu beziehen ist.

Auch dies zeigt: Vor der Darmsanierung sind keine großen Hürden aufgerichtet, weder finanzieller noch praktischer Art (Zeit!). Die angewendeten Maßnahmen sind klar, einleuchtend, nicht durch schwerverständliche Zeremonien und Fachbegriffe vernebelt: Eine große Chance und das Musterbeispiel für eine so wirksame wie „simple" Selbsthilfe-Maßnahme im klassischen Sinn. Die Darmsanierung zeigt überdies auch, daß das Handwerkszeug zur Genesung nicht eigentlich dem Arzt oder sonstigen Therapeuten durch überlegenes Heilwissen in die Hände gegeben ist, sondern in jedem von uns schon bereitliegt - fertig zum eigenverantwortlichen Gebrauch. Der Behandler kann allenfalls Bewußtsein für solches eigenverantwortliche Handeln schaffen, Anleitungen geben und den Prozeß, der sich von innen heraus vollziehen muß, begleiten.

Der Irrigator besteht aus einem Topf, der die verwendete Flüssigkeit (in der Regel warmes, mitunter auch kaltes Wasser, eventuell mit Zusätzen) aufnimmt sowie einem längeren Gummischlauch, der mit einem aufsitzenden Zwischenstück geöffnet und abgeklemmt werden kann. Darauf befestigt man ein konisch geformtes Einführröhrchen, welches dann - leicht eingefettet - etwa 5 cm tief in den Enddarm eingeführt wird. Durch den Falldruck des über dem Körper angebrachten Irrigatortopfes fließt das Wasser automatisch in den Darm.

Dieser etwas differenziertere Aufbau resultiert daraus, daß beim Großen Einlauf wesentlich mehr Wasser in den Körper strömen und daß dies in einem gleichmäßigen Prozeß mit einigem Druck erfolgen soll. Deshalb steht der Irrigator erhaben, also an einem etwas erhöhten Ort (1/2 bis 1 Meter über Bauchhöhe).

Der Benutzer nimmt den Einlauf am besten wieder auf dem Bett oder einer anderen (wieder geschützten) bequemen Auflage vor. Dies kann in der beschriebenen Seitenlage erfolgen. Oder man legt sich mit angezogenen Beinen entspannt auf den Rücken.

Die Praxis des Großen Einlaufs

Bei den Irrigator-Apparaten gibt es ebenso wie beim Klistier solche mit unterschiedlichem Fassungsvermögen. Üblicherweise wird man sich für ein 1- bis 2-Liter-Gerät entscheiden. Verwendet werden pro Großem Einlauf insgesamt bis zu 5 l Wasser, da es auch in diesem Fall oft geboten ist, den Vorgang mehrmals zu wiederholen. Man kann den Großen Einlauf in Eigenregie vornehmen. Besser ist es, dabei einen Helfer zur Hand zu haben.
• Das verwendete Wasser sollte lauwarm, also höchstens körperwarm sein.
• Je höher der Irrigator-Topf befestigt ist, desto rascher fließt das Wasser in den Darm.
• Wenn dies geschehen ist, sollte man versuchen, die Flüssigkeit etwa 10 Minuten im Körper zurückzuhalten, damit sie ihr Lösungswerk gründlich bewerkstelligen und vollenden kann. Danach dann den Darm auf der Toilette entleeren.

Tip zur Intensivierung der Wirkung
• Nachdem die Flüssigkeit in den Darm geströmt ist, sollte man sich eine oder zwei Minuten auf die rechte Seite legen. Dadurch kann das Wasser sich über den Querdarm zum aufsteigenden Dickdarm und gegebenenfalls sogar zum Blinddarm, dem Anfang des Dickdarms, vorarbeiten.
• Eine leichte, vorsichtige, einfühlsame Bauchmassage während des Einlaufs verbessert gleichfalls das Ergebnis. Hierzu übt man mit der Handwurzel rund um den Nabel einen leichten Druck auf die Bauchdecke aus. Auf diese Weise kann die Flüssigkeit im Dickdarm weiter vordringen und in die höheren Abschnitte gelangen.

„Zusatzstoffe" zum wohltemperierten Einlaufwasser:
• **Kamillentee** (sehr sanfter Einlauf).
• Pflanzenöl zur Schonung der Darmwände. Dazu nimmt man 1 EL **Sonnenblumenöl** oder etwas mehr. Dies schützt die Darm-Innenfläche und ist angezeigt bei mehrmaligen Einläufen kurz hintereinander, um Reizungen der Schleimhäute zu verhindern. Gebräuchlich ist auch die Verwendung von **Olivenöl** oder **Sesamöl** (Ayurveda).

• **Kaffee.** In den USA beispielsweise in gesundheitsbewußten Kreisen sehr beliebt. Kaffee soll, über die Einlaufflüssigkeit zugeführt, in der Lage sein, alte Ablagerungen leichter, schneller aufzulösen und zu entfernen. Es handelt sich hierbei sicherlich um eine Reiztherapie, die mit Fingerspitzengefühl gehandhabt sein will. Nicht unbedingt zur Nachahmung empfohlen: In den Staaten praktiziert man zu diesem Zweck auch solche Kaffee-Einläufe, die sich über mehrere Stunden hinziehen und von intensiven Bauchmassagen unterstützt werden.

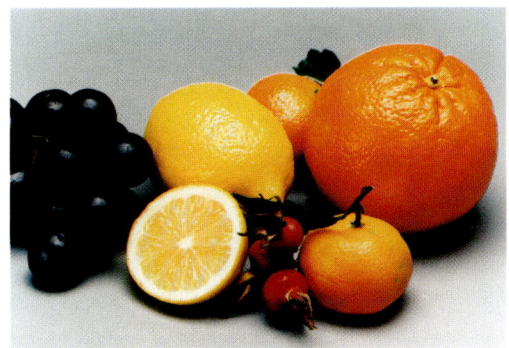

„Zitrusfrische" - nicht nur beim Küchenputz bewährt, sondern auch bei der Darmreinigung!

• **Zitronensaft.**

• Der amerikanische Darmspezialist David Webster empfiehlt als Zusatz zur Einlaufflüssigkeit etwas **Molkepulver,** um über den Einlauf Milchsäurebakterien und Milchzucker direkt in den Dickdarm zu bringen.

• Kanne **Brottrunk** bzw. **Kwasz,** gemischt mit Wasser im Verhältnis 1:5. Dadurch wird das erwünschte schwach saure Milieu im Dickdarm unterstützt. Die Ausscheidung von Schlacken kann durch einen solchen Kunstgriff intensiviert werden.

Richtlinien für die Einlauf-Praxis

Im Zusammenhang mit Entschlackungskuren (Frühjahrskur, Herbst-Reinigungskur) zur Blutreinigung und Entgiftung: 2 bis 3 Einläufe pro Woche über einen Zeitraum von etwa einem Monat oder etwas weniger. Hierfür benötigt man jeweils etwa 1,5 Liter Flüssigkeit.

Bei akuten Anwendungen (Beseitigung vorübergehender Verstopfung): 1 bis 2 Anwendungen, nicht häufiger. Es genügt oft schon 1/4 Liter Wasser (besser 1/2 l), vermischt zur Schonung der Darmschleimhaut mit etwas Pflanzenöl.

Achtung!

Für Darmspülungen und den Großen Einlauf darf **kein chloriertes Wasser** verwendet werden. Dies könnte nämlich die gesundheitsfördernden Milchsäurekeime (Laktobakterien) des Darmes abtöten.

Bei uns weitgehend unbeachtet auch in gesundheitsbewußten Kreisen: Das **Wasserproblem.**

In Amerika ist man da schon weiter. Man weiß, daß Darmgesundheit nur dann zu erreichen ist, wenn ganz auf **chloriertes Wasser** (egal ob nun zu Speisen, Getränken oder als Einlauf) verzichtet wird. Normales Leitungswasser kann bei uns gechlort sein. Dies ist dann der Fall, wenn die regelmäßigen Stichproben erhöhte Bakterienbelastungen ergeben. In diesem Fall wird die Chlorierung vom Gesundheitsamt angeordnet.

Die bei uns übliche Wasserbehandlung zur Entkeimung zerstört bei der Verwendung im Körper gerade auch die wichtigen Acidophilus-Bakterien.

Abhilfe: Verwendung von Mineral- oder Heilwasser. Es gibt auch Destillationsgeräte und andere Reinigungsverfahren, die das Chlor aus dem Leitungswasser entfernen können. Einfachste (aber nicht sehr energiebewußte) Methode: Wasser eine halbe Stunde lang in einem offenen Topf kochen lassen. Ein bloßes Aufkochen des Wassers verringert natürlich den Chlorgehalt ebenfalls schon ein wenig.

Weder Einlauf noch Colon-Hydro-Therapie sollten zu häufig durchgeführt werden. Dies würde nämlich die empfindliche Darmflora irritieren und schädigen. Außerdem reizen solche Maßnahmen natürlich auch die Schleimhäute.

Allerdings: Bei Kurz-Fastenkuren (7 Tage einschließlich Entlastungstag und Fastenbrechen) kann an den eigentlichen 5 Fastentagen ohne weiteres jeden Tag ein Einlauf vorgenommen werden (anstelle salinischer Entleerungshilfen z.B.). Danach aber diese Praxis natürlich nicht gewohnheitsmäßig beibehalten.

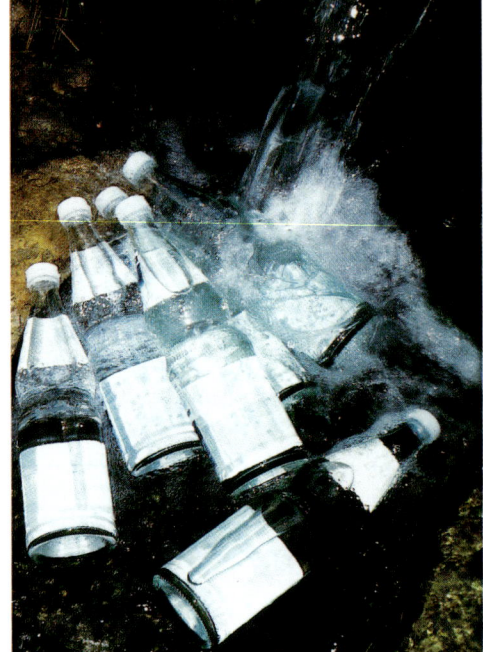

Wer nur chloriertes Leitungswasser zur Verfügung hat, sollte für einen Einlauf lieber Mineral- oder Heilwasser verwenden

Und noch ein Hinweis zur Beachtung: Die Darmschleimhäute und Darmwände sind leicht verletzbar. Deshalb das Darmrohr beim Einführen immer gut einfetten und mit Bedacht und vorsichtig, nicht ruckartig, einführen.

So können Sie die Wirkung des Großen Einlaufes intensivieren:
• Eine Körperübung, die dafür sorgt, die lösende Flüssigkeit in höhere Regionen des Dickdarms zu schleusen, ist der **Schulterstand**, wie ihn Dr. med. Thomas Schultz-Wittner empfiehlt.
Dadurch kann es gelingen, großflächig und sehr gründlich Verklebungen und anhaftende Schlackenstoffe abzulösen und auszuschwemmen. Diese Übung nimmt man vor, nachdem das Einlaufwasser in den Darm eingeflossen ist, und man sollte den Schulterstand etwa eine halbe bis zu einer Minute praktizieren.

Praktizieren Sie während des Einlaufes eine **Atem-Meditation.**

So wie das Wasser, bewußt wahrgenommen, harmonisch und gleichmäßig in den Körper strömt, so auch der Atem. Saugen Sie die Luft ebenfalls tief in den Bauch hinein. Legen Sie dazu die Hände auf denselben und erspüren Sie, wie sich die Bauchdecke wölbt und die Hände nach oben trägt. Beim Ausatmen vollzieht sich dann der Vorgang in entgegengesetzter Richtung, die aufgelegten Hände sinken mit dem entweichenden Atem auf den Grund des Leibes.

Diese Bauchatmung - ebenso wie die aufgelegten Hände - wirkt als sanfteste aller Darmmassagen, unterstützt die angestrebte Ausscheidung und stimuliert die Darmeigenbewegung (Peristaltik) ganz ungemein.

Hilfe für Verstopfte und Verstockte

Atem-Holen für den trägen Darm

Dabei liegt man auf dem Rücken, mit angewinkelten Beinen (Füße befinden sich also flach auf dem Boden).
1. Wir ruhen in dieser Haltung ganz locker und atmen ein.
2. Während des Ausatmens heben wir Sitzfläche und Bauch kraftvoll hoch. Verharren Sie in dieser Position und zählen sie langsam bis fünf.
3. Das Ganze fünf- bis zehnmal durchführen.

Die Colon-Hydro-Therapie

Darunter versteht man einen apparativ unterstützten Einlauf. Das Verfahren wurde ursprünglich von der NASA, der amerikanischen Raumfahrtbehörde, entwickelt, und zwar für die Aufenthalte in der Schwerelosigkeit des Weltalls. Denn unter diesen Bedingungen erweist sich manch ansonsten selbstverständliche Verrichtung (Essen und Trinken genauso wie der Abschied von der verzehrten Nahrung) als recht problematisch und tückisch. Das „Colon-Cleaning" erlebte in der Folge in den USA einen richtiggehenden Boom und ist zu einem Modetrend geworden. Es gibt „Colon-Cleaning-Centers" wo man - wie ins Fitneßstudio - auf einen Sprung einkehren und sich selbst eine apparative Darmspülung verabreichen kann - eine Sache, die Experten aus Europa mit äußerstem Unbehagen beobachten. Denn diese Behandlungsmethode gehört in die Hand von fachkundigen, erfahrenen Therapeuten. Es handelt sich nämlich um eine richtiggehende „Darmwäsche", wobei mehrere gründliche Spülungen des Darmes in rhythmischer Abfolge den gesamten Bereich des Dickdarms (Colon) erfassen.

Gespült wird mit gereinigtem und gefiltertem Wasser ohne Zusätze. Durch die Verflüssigung des Darminhaltes und den Druck lösen sich dabei zurückgehaltener Stuhl, mit den Schleimhäuten verklebter Kot sowie Medikamenten-Rückstände.

Und so geht die Große Darmwäsche konkret vor sich:
In Seitenlage wird ein Kunststoffröhrchen in den Enddarm eingeführt, das über einen Schlauch mit dem CHT-Gerät verbunden ist. Danach legt sich der Patient entspannt auf den Rücken. Der Sinn und die Funktion der zwischengeschalteten Apparatur besteht darin, die Wassermenge, den Druck der Wassersäule sowie die Temperatur der Flüssigkeit zu regulieren und exakt zu steuern. Je nach Therapieziel kann das Wasser 24°C kalt aber auch 40°C warm sein. Wärme vermag beispielsweise Spasmen sehr gut aufzulösen und ist natürlich auch besser dazu geeignet, Ablagerungen aufzuweichen. Kältere Reize tonisieren den Darm, kräftigen seine Eigenbewegung.

Der verflüssigte, gelöste Darminhalt wird über separate Schläuche ausgeleitet, wobei die ausgeschiedenen Substanzen, Partikel und Schlacken über ein Sichtfenster begutachtet und beurteilt werden können.

Strengste Hygiene ist Pflicht! Wichtig für den Patienten zu wissen: Bei der CHT-Behandlung verwendet man - was das Schlauchsystem angeht - nur Einwegteile. Dadurch werden mögliche Ansteckungen (Viren, Bakterien u.ä.) von Patient zu Patient zuverlässig verhindert.

Begonnen wird meist mit drei bis fünf warmen Spülungen, und die Entleerung erfolgt jeweils dann, wenn der Darm gefüllt ist. Eine Therapiesitzung nimmt insgesamt etwa 45 bis 60 Minuten in Anspruch. Pro Serie werden 5 bis 10 solcher Anwendungen empfohlen, wobei die ersten davon relativ dicht aufeinander folgen sollten (3 x die Woche).

Bei diesen „Serien" von Behandlungseinheiten gibt es verschiedene Phasen:
1. Stufe: Schwerpunktmäßig wird der **Mastdarm** gereinigt, sog. „stagnierender", angesammelter, überfälliger Stuhl ausgeschieden.
2. Stufe: Nun erreicht man bereits den **absteigenden Dickdarm** (Colon descendens), also jenen Teil, der dem Mastdarm vorgelagert ist.
3. Stufe: Als nächstes dringt die lösende, klärende Flüssigkeit in den eigentlichen Herd vieler Übel - zumindest bei der großen Mehrzahl der Patienten - vor: den **Querdarm** (Colon transversum).
4. Stufe: Zuletzt gelangt man bei der intensiven Colon-Reinigung in den **aufsteigenden Dickdarm,** von dem sehr viele Krankheits-Übel ihren Ausgang nehmen.

Warum ist es sinnvoll gleich eine ganze Serie von CHT-Behandlungen innerhalb kürzerer Zeit vornehmen zu lassen?

Bei der Therapie zielt man auf zwei Effekte:
• Einmal werden lösliche Rückstände ausgespült. Dazu würde natürlich eine einzelne Anwendung genügen.
• Zum anderen jedoch bewirkt das Bespülen, die kalte oder warme Dusche für die Darmwände mit Wasser, auch eine allmähliche Aufweichung von „verhärtetem Darmschleim" (Jillie Collings, 21). Dieses Geschäft der kontinuierlichen Lockerung gummiartig-klebriger Anhaftungen läßt sich nur erfolgreich vollenden, wenn man die erreichte Aufweichung nutzt und sie so schließlich zur Gänze zur Ablösung und Ausscheidung bringt.

Was bislang viel zuwenig beachtet wird:
Die Colon-Hydro-Therapie ist ein Spezialtip bei Divertikulose!

Durch solche Darmspülungen werden die sackartigen Erweiterungen des Darmes nach außen (Divertikel), die oft mit „gärenden und faulenden Kotresten" (Scholz) angefüllt sind, gründlich gereinigt und saubergewaschen. Dies verhindert, daß sich dort chronische Entzündungsherde ausbilden.

Begleitende Maßnahmen zur Intensivierung der Wirkung
• **Colon-Massage**

Hierbei handelt es sich um eine spezielle sanfte Bauchmassage, die vom Therapeuten (Arzt, Heilpraktiker) vorgenommen wird. Sie gewährleistet beispielsweise, daß das Wasser sich gleichmäßig im Dickdarm verteilt. Außerdem spürt der erfahrene Behandler festsitzende, verhärtete Strukturen auf und beschleunigt durch leichten Druck deren (Auf-)Lösung.

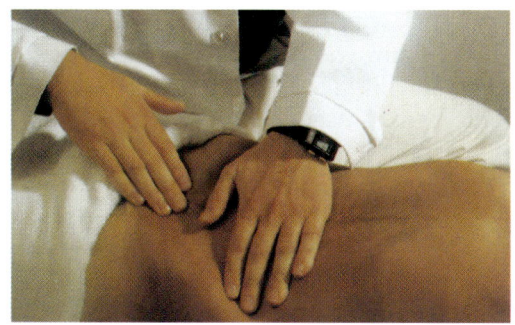

Der Arzt sorgt mit einer Bauchmassage dafür, daß sich das Wasser im Dickdarm gleichmäßig verteilen kann

Hilfreich außerdem: Heilfasten, Fasten für Gesunde, kalorienreduzierte Kost, Frisch-Säfte-Kur, Obst-Fasten, Früchte-Fasten.

Colon-Hydro-Therapie und Darmflora

Natürlich: Die Darmflora wird im Verlaufe einer CHT beeinträchtigt. Der „Flurschaden" hält sich aber in Grenzen; und da die Bakteriengesellschaft gleichmäßig dezimiert wird, sich in ihrer prozentualen Zusammensetzung also nicht verändert, kann sie sich in aller Regel innerhalb weniger Wochen wieder vollständig erholen. Wie dies konkret bei mehrfacher Anwendung in kürzesten Intervallen aussieht, ist bislang nicht untersucht worden und sicher kritischer zu beurteilen.

Immer sollte man dafür Sorge tragen, die Milchsäurebakterien im Darm zusätzlich zu unterstützen. Dazu finden Sie in unserem Ratgeber zahlreiche praktische Hinweise.

Ein besonderer Tip: Um die Darmflora - und zwar den zuträglichen, gesunderhaltenden Teil davon - gezielt wieder aufbauen zu können, dürfte im Zusammenhang mit der Colon-Hydro-Therapie eine zusätzliche Behandlung mit bestimmten Mineralstoffen und Spurenelementen sinnvoll sein. Diese Wirkstoffe unterstützen die Mikroflora des Darmes über eine Regulierung des **Säure-Basen-Haushaltes.**

Der Chemiker und Arzt Dr. Friedrich Sander hatte dazu schon in den 50er Jahren ein Präparat entwickelt, das noch heute angeboten wird und im Zusammenhang mit einer Therapie vom Arzt oder Heilpraktiker eingesetzt werden kann (Handelsname:

Sulfredox). Es steht aber sehr zu vermuten, daß darüber hinaus eine gezielte **Nahrungsergänzung mit Mineralien** (wobei man solche aus pflanzlichen Quellen den anorganischen vorziehen sollte) sich in ähnlicher Weise vorteilhaft auswirkt. Auch hier haben wir also die Möglichkeit der gezielten und erfolgversprechenden Selbsthilfe. Diese Maßnahmen sollten die ganzheitliche Darmsanierung grundsätzlich und ständig begleiten, nicht nur eine intensive Darmwäsche, wie sie mit der Colon-Hydro-Therapie möglich ist.

Colon-Hydro-Therapie und Übersäuerung

Es ist sehr wahrscheinlich, daß durch die regelmäßig in Serie durchgeführten CHT-Behandlungen „lokale Acidosen ins Fließen kommen" (Manfred A. Ullrich), ähnlich wie dies beim Fasten geschehen kann. Die Mobilisierung solcher Säuredepots ist das A und O einer jeden erfolgreichen Entschlackung. Sie können überall im Körper vorkommen und befinden sich vornehmlich im Grundgewebe (Bindegewebe, Zwischenzellgewebe, Eiweißspeicher). Man deutet dieses Phänomen so, daß durch die Entgiftung des Darmmilieus das Einströmen von Toxinen ins Gewebe unterbrochen wird. Dadurch springt die eigentliche Kläranlage des Körpers (= das Lymphsystem) wieder an und nimmt die angelaufenen Stoffwechselrückstände in der Umgebung der Organ-Funktionszellen ins Visier. Auf diese Weise fallen zuerst über die Lymphe, dann das Blut größere Mengen ausscheidungspflichtiger Substanzen an, die dann über die Leber entgiftet und die Nieren ausgeschieden werden müssen. Dies ist - so nimmt man an - auch der Grund dafür, daß im Verlaufe einer Therapie nicht selten sog. Heilkrisen (scheinbare, vorübergehende Verschlechterungen der Symptome) auftreten.

Colon-Hydro-Therapie und energetische Medizin

Spezielle CHT-Geräte (Colon-Resonanz-Hydromat; siehe Adreß-Anhang) ermöglichen es seit einiger Zeit, während der Darmwäsche gleichzeitig energetische Behandlungen durchzuführen. Dies geschieht einmal durch die Anwendung restrukturierten Wassers, das über einen Magneten seine – möglicherweise – „bessere" Rechtsdrehung erhält. Außerdem erlauben es solche Geräte nach Angaben der Hersteller, die beim Ausspülen der Darmreste abgenommenen Schwingungen in nützliche, heilungsfördernde energetische Signale umzuwandeln. Ähnlich wie bei einer Bioresonanztherapie soll also über solche Impulse zusätzlich die Selbstregulation gestärkt und stimuliert werden. Schließlich setzt man in diesem Falle auch noch die Farbakupunktur ein, womit es möglich sein soll, z.B. das Leber-Galle-

System, den Magen-Pankreas-Sektor oder den Dünndarm gezielt zu erreichen und ihre Leistungsfähigkeit zu verbessern.

Solche Geräte bzw. die behaupteten zusätzlichen positiven Effekte sind, natürlich, durch die Wissenschaft nicht anerkannt und bislang unbewiesen. Entsprechende Behandlungen werden deshalb von den Krankenversicherungsträgern in aller Regel nicht erstattet.

Was Sie bei der CHT sonst noch beachten müssen
Medikamente, auf die verzichtet werden kann, sollten konsequent weggelassen werden. Dies gilt natürlich für Antibiotika, die die Mikroflora des Darmes schwächen, aber auch für zahlreiche andere Arzneien (synthetische Substanzen). Sie erweisen sich üblicherweise als „kontraproduktiv bei der Ausscheidung von Schlacken" (Dr. med. Schultz-Wittner), also nicht nur im Hinblick auf die Reinigung des Darmes, sondern auch der Gewebe und des Zwischenzellraums über die Lymphe.

In der Medizin weiß man, daß heute die sog. Übermedikation, also die über ein zuträgliches und notwendiges Maß hinausgehende Versorgung mit Arzneien, schon zur Regel geworden ist, was vor allem für ältere Menschen gilt. Wenn irgendwie möglich, sollte deshalb eine Darmsanierung **medikamentenfrei** durchgeführt werden. Ob das auch im Hinblick auf Vitaminpräparate, Mineralstoffe, bestimmte Nahrungsergänzungen gilt, ist umstritten (siehe zuvor). Gegebenenfalls wird man in dieser Hinsicht durch gezielte Unterstützung des Stoffwechsels die notwendigen Erneuerungsvorgänge durchaus fördern können. Aber wer es mit den „Reinheitsgeboten der Therapie" besonders genau nimmt, dem sollte es gewiß auch nicht schaden, wenn er auf solche Präparate über einen absehbaren Zeitraum von nur wenigen Tagen einmal verzichtet.

Vorsicht allerdings beim Vorliegen von **entzündlichen Darmerkrankungen (Colitis ulcerosa, Morbus Crohn):** In solchen Fällen verbietet sich eine CH-Therapie.

Schwachpunkte einer im Einzelfall oft segensreichen Therapie
Die Colon-Hydro-Therapie ist kein Allheilmittel. Wer sich nur auf sie allein versteift und ansonsten bei den krankheitsauslösenden Verhaltensweisen keine Kurskorrektur vornimmt, wird durch ihre Anwendung keine dauerhafte Linderung seiner Beschwerden erfahren - möglicherweise wird er sogar Schaden nehmen.

Kritiker wenden deshalb vor allem ein:
• Die CHT beschränkt sich notwendigerweise im wesentlichen auf die unteren Dickdarmabschnitte, erfaßt nicht den ganzen Darm.
• Nicht nur Schlacken, störende Ablagerungen werden herausgespült; auch die Darmflora wird geschwächt.
• Es erfolgt keine therapeutische Sanierung des Verdauungstraktes von Grund auf, sondern nur eine mechanische Reinigung. Zur wirklichen Regeneration auf diesem Sektor müssen noch viele weitere Elemente hinzutreten.
• In der Regel wird bei der Therapie leider immer noch ganz normales, möglicherweise chloriertes Leitungswasser verwendet, was die Darmflora zusätzlich angreift und schwächt.

Darmspülungen - lebenslänglich?

Der amerikanische Arzt und Vertreter der „Natural-Health"-Bewegung, Dr. Norman W. Walker, war überzeugt, „daß jeder Erwachsene … für eine Reihe von Darmspülungen (Dutzende, falls nötig) sorgen und mit einem solchen Reinigungsprogramm beginnen sollte." Hierbei gleich gründlich vorzugehen, gebietet sich auch allein schon deshalb, weil zuvor lange Jahre - meist sogar Jahrzehnte - verstrichen sind, während derer sich gleich mehrere „Generationen" von Zersetzungsgiften haben ansammeln und ihre Spuren auf den Innenwänden des Dickdarms hinterlassen können.

Dr. Walkers weitere Empfehlung nach der Intensiv-Reinigungskur und Wiederherstellung natürlicher Darmverhältnisse: Dann „dürften zwei oder drei Darmspülungen jährlich, lebenslang, der Natur helfen, den Körper gesund zu erhalten."

So weit möchten wir nicht gehen. Die Frage ist durchaus offen, ob Darmspülungen von der Intensität der Colon-Hydro-Therapie bei voll funktionstüchtigen Verdauungsorganen und einer weitgehend natürlich ausgerichteten, stoffwechselaktiven Kost - wobei mukoide, den Darm verklebende Stoffe also gemieden werden - sinnvoll sind. Unverzichtbar sind sie dann sicher nicht, denn für das Notwendige hat uns die Natur bestens ausgestattet. Aber: Wer von uns verfügt schon über total gesunde Gewohnheiten, optimale Darmfunktionen und tadellos arbeitende Entgiftungssysteme? Der Zivilisationsbürger in aller Regel nachweislich nicht.

Kontrovers!
Dr. Franz Xaver Mayr war zeit seines Lebens skeptisch bis ablehnend, und mit ihm stehen in seiner Nachfolge die heutigen Mayr-Ärzte den üblichen Praktiken der intensiven Darmreinigung mehrheitlich kritisch gegenüber. Klistier, Einlauf, erst recht die eingreifende Colon-Hydro-Therapie zäumen nach ihrer Auffassung das Pferd vom falschen Ende her auf. Dadurch würde nur eine „Teilreinigung in verkehrter Richtung vom After aus" erzielt.

Physiologischer, den körperlichen Verhältnissen mehr Rechnung tragend, angemessener und auch gründlicher (weil ja auch der Dünndarm behandelt werden muß) ist nach Überzeugung der Mayr-Ärzte die Anwendung von salinischen Abführ- oder Ausleitungshilfen. Sie durchrieseln den Darm in natürlicher Richtung und „rühren" dabei auch abgelagerte alte Darminhalte auf, ohne den Verdauungsapparat, die Därme und Schleimhäute zu strapazieren und die Bakterienflora nachhaltig zu beeinträchtigen (ein Vorwurf, der vor allem die Colon-Hydro-Therapie betrifft).

Man kann's auch übertreiben!
Der „Sonnenkönig" Ludwig XIV. (1647-1715) war nicht in jeder Beziehung zu beneiden. Im Laufe seines Herrscherlebens hat er, wie Chronisten berichten, nicht weniger als 2000 Abführkuren (Purgantien) über sich ergehen lassen müssen, dazu kamen einige hundert Klistiere und immerhin noch mehr als drei Dutzend Aderlässe. Die Abführboullion, die ihm die Ärzte kredenzten, bestand hauptsächlich aus „Kalbsfleisch, Zichorie, Sauerampfer, Kopfsalat und einigen Zitronenscheiben" (Franz Konz). Bei den Klistieren verließ man sich nicht auf die lösende Wirkung von Wasser, sondern fügte üblicherweise noch einen Absud aus Eichenwurzeln, Wollkraut, Leinsamen sowie Rosenwasser und süßem Mandelöl hinzu.

8. Kapitel
So bringen Sie den Darm in Schwung

Unterstützende Maßnahmen zur Darmreinigung

Die Manuelle Bauchmassage

Bauchmassagen - von denen in den vergangenen Jahrzehnten mehrere entwickelt wurden - können eine wirkungsvolle Unterstützung sowohl für die Neuordnung der Verdauungsabläufe bieten wie für die Regeneration der dabei beteiligten Organe und Systeme (einschließlich Immunabwehr).

Den Anstoß dafür hat Dr. F.X. Mayr gegeben, wie wir noch sehen werden. **Oberste Maximen dabei sind:**
- Keinen starken Druck ausüben!
- Nicht massieren im eigentlichen Sinne (also nicht kraftvoll kneten).

Die Darmorgane stellen einen höchst empfindlichen Körperteil dar, der auf sanfte, rhythmische Impulse besser anspricht und durch grobes Anfassen Schaden leiden kann.

Bei Dr. Mayr war diese manuelle Bauchbehandlung Sache des Arztes und vollzog sich im Zusammenhang mit einer Kur, deren Ziel vor allem darin bestand, die natürlichen Darmverhältnisse wieder herzustellen.

Sie können diesen Denkansatz und die damit verbundene Technik auch gut selbst in Eigenregie nachempfinden und zumindest in Ansätzen nutzen.

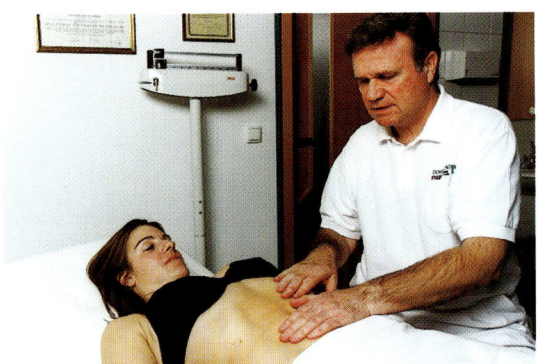

Dr. Martin Winkler, diplom. Mayr.-Arzt und Chefarzt des F.-X.-Mayr-Zentrums in Igls, bei der Durchführung einer „Manuellen Bauchbehandlung" nach Dr. Franz Xaver Mayr

Und so gehen Sie dabei zu Werke:
Sie befinden sich in Rückenlage mit angezogenen Beinen. Die Hände liegen locker auf dem ebenfalls entspannten Bauch auf. Beim Ausatmen, wenn die Bauchdecke sich senkt, drücken Sie leicht mit den Fingern, mit Daumenballen und Handfläche rhythmisch auf die Bauchoberfläche, und dies, wie schon erwähnt, äußerst sachte. Beim Atemschöpfen geben die Hände die Spannung auf und werden locker von der sich wölbenden Bauchdecke nach oben getragen.

Sie werden sicherlich bestätigen können, was die Erfahrung der Mayr-Kur nun schon seit fast einem Jahrhundert lehrt: **Vor allem das „tiefe Ausatmen entstaut den Darm und regt die Peristaltik an".**

Variation:
Bauch-Streichmassage nach Dr. Pfugbeil

Durchgeführt wird diese sachte Stimulation der Bauchorgane in Rückenlage, bei leicht angewinkelten Beinen und entblößtem Bauch. Mit der flachen, warmen Hand streicht man langsam im Uhrzeigersinn über die Bauchfläche, immer um den Nabel herum. Beginnen Sie mit weit ausgreifenden Kreisen, die auch Teile des Brustkorbs und das Becken noch berühren. Ziehen Sie die Kreise dann allmählich enger, bis hin zum Nabel. Danach weiten Sie den Radius der kreisenden Handbewegung wieder bis zum äußeren Rand des Bauchraumes aus. Dies kann man dann mehrmals wiederholen.
Beendet wird die Übung dadurch, daß man eine Hand auf die Magengrube legt (diese befindet sich knapp unterhalb des Brustbeins) und mit ihr eine streichende Bewegung nach unten über den gesamten Bauch ausführt.

Lassen Sie den Bauch „schnellen"!

Auch das Bauchschnellen ist eine hervorragende Übung, um den Darm aus seiner zivilisatorischen Lethargie aufzuschrecken, um die Eigenbewegung anzuregen und stagnierende Darminhalte wieder zu lösen, mürbe zu machen und sie zur Ausscheidung vorzubereiten.
Unser Praxis-Tip: Geben Sie Ihrer Verdauung diese Anregung gleich mehrmals täglich, jeweils etwa 10mal:

1. Im Bett vor dem Aufstehen.
2. Während des Tages, zusammen mit Ihrem Programm an Gymnastik-Übungen.
3. Abends im Bett vor dem Einschlafen.
Wir liegen dabei ganz entspannt auf dem Rücken. Die Beine sind leicht angezogen. Nun ziehen wir den **Unterbauch** ein, und zwar **sehr kräftig. Atmen** Sie dabei ebenso kraftvoll und laut **durch die Nase aus** (reinigt gleichzeitig den Haupt-Atemweg), und lassen Sie den bis zum äußersten eingezogenen **Bauch gleichzeitig wieder los.**

Führen Sie dies mehrmals kurz hintereinander durch und legen Sie nach jeweils 5 Durchgängen eine kleine Pause ein. „Versenken" Sie sich tief in Ihren Bauch und spüren Sie nach, welche Bewegungen, Veränderungen durch diese Übung in dem so wichtigen Teil des Leibes angestoßen, eingeleitet, hervorgerufen werden.

Eine wertvolle Erweiterung:
Bauchschnellen + „Kleine Bauch-Massage"
Wenn Sie schon dabei sind, etwas für Ihren Darm zu tun, ihm die notwendige und verdiente Aufmerksamkeit zu schenken, so schließen Sie am besten gleich noch die **Kleine Bauchmassage** an.

So gehen Sie vor: Beginnen Sie an der rechten unteren Leiste und schlagen Sie dann mit streichender, fließender Bewegung und leichtem Druck mit der Hand einen Bogen über die Bauchdecke, bis Sie über dem Nabel angelangt sind. Dort kurz pausieren. Nun den Halbkreis zuende führen, indem Sie die Streichbewegung bis zur linken unteren Leiste fortsetzen. Dann wieder einige Momente innehalten und schließlich die Hand über den Blasenbereich zurück zur rechten Leiste wandern lassen.

Rechtshänder verwenden dabei die rechte Hand, Linkshänder die linke. Immer aber **im Uhrzeigersinn** massieren. Die Druckintensität soll insgesamt keinesfalls zu stark sein. **Nur im Bereich der Leiste** darf etwas kräftiger hingelangt werden.

Zusammenfassung: Bei der Kleinen Bauchmassage schlagen wir im Uhrzeigersinn einen Bogen von der rechten zur linken Leiste (Halbkreis) und kehren von dort über die Blasenregion wieder zum Ausgangspunkt zurück. Auch diese kreisende Bewegung sollte mehrmals hintereinander durchgeführt werden.

Ausgiebig, kraftvoll (was das Bauchschnellen angeht) durchgeführt, wirkt dies wie ein mildes „Darmjogging". In der Frühe kommt damit der Dick- und insbesondere der Mastdarm in Schwung, was den Stuhl-Gang fördert. Während des Tages wird die Ausscheidung von Darmgasen und die Passage des Verdauungsbreis in tiefere Darmabschnitte beschleunigt. Und abends schließlich sorgt das Bauchschnellen vielleicht noch für eine kleine Verdauungs-Nachtschicht außer der Reihe. Denn eigentlich - dies haben wir bereits erfahren - tut sich dann im Darm nicht mehr viel, zu wenig jedenfalls für unsere Neigung zu späten Mahlzeiten. Das „Schnellen" treibt den unverdauten Nahrungsbrei noch etwas weiter und vermindert das Risiko von Fäulnisvorgängen und unerwünschten Gärungen.

Tip: Bauch-Walking!
Die Übung ist so einfach wie effektiv: Treten Sie auf der Stelle, und zwar in der Weise, daß die angewinkelten Beine (die Oberschenkel) jeweils ganz hoch, gegen den Bauch gehoben werden. Zuerst mit dem rechten Bein, drei- bis fünfmal hintereinander so „vorgehen". Dann dasselbe mit dem linken Bein vollführen. Dies noch viermal pro Einheit wiederholen, und solche Einheiten drei- bis viermal pro Tag einlegen.

Variation: Auf dem linken Bein stehend den hochgezogenen rechten Oberschenkel mit beiden Armen umklammern, fest an den Bauch drücken und etwa 15 Sekunden oder etwas länger in dieser Position verharren. Dann das Ganze auf der Gegenseite wiederholen.

Diese Übung wirkt zuerst vor allem auf den **Blinddarm.** Er stellt bei trägem Darm ein zusätzliches Risiko dar, weil dort - im tiefstgelegenen Teil des aufsteigenden Dickdarms - die Nahrungsreste oft richtiggehend „versacken". Gerade im Bereich des Blinddarmes (nicht zu verwechseln mit seinem „Wurmfortsatz") kommt es in der Folge dann häufig zu Fehlgärungen und zur Fäulnisbildung, und eine Aktivierung, Anregung dieser Bauchseite bringt deshalb oft schon eine kleine Erleichterung, und die Verdauungsvorgänge kommen ein wenig in Schwung - die Eigenmotorik des Darmes springt wieder an.

Wenn wir dagegen den linken Oberschenkel hochheben und gegen den Rumpf ziehen, beeinflussen wir den **Schwachpunkt Sigmaschleife,** jenen siphonartig gekrümmten Übergang in den Mastdarm, wo sich oft große Massen an Stuhl stauen. Allein die Körperaktivität ist hier (neben einer natürlichen Nahrung) der geeignete, angemessene, ursprünglich dafür vorgesehene und deshalb unschädliche „Rohrreiniger". Man kann diesen Effekt mit dem Reinigen von Abflüssen mittels Saugglocke vergleichen (statt harter chemischer Mittel).

Unterstützende Maßnahmen zur Darmreinigung
Bauchwickel

Auch mit einem warmen Bauchwickel können wir selbst dazu beitragen, die Wirkung von Darm-Entschlackungsmaßnahmen zu intensivieren. Solche Anwendungen sind leicht und unkompliziert zu realisieren und zu improvisieren.

Und so gehen Sie zu Werke: Sie brauchen dazu ein etwas größeres Baumwolltuch und eine Wärmflasche. Das Tuch wird nur in der Mitte in Wasser getaucht und dann ausgewrungen. Den feuchten Teil der Auflage legt man sich auf den Bauch und schlägt die beiden trockenen Enden darüber. Ganz obenauf kommt noch die Wärmflasche. Jetzt sollten Sie etwa 20 Minuten ruhen, abschalten, die entkrampfende und anregende Wärme einwirken lassen.

Ein solcher warm-feuchter Wickel bereitet optimal auf die danach erfolgenden Darmsäuberungen vor, weil er die Eigenbewegung des muskelummantelten Verdauungskanals fördert und das gesamte Gewebe des Bauchraums durch die verbesserte Sauerstoffzufuhr belebt.

Und schließlich gilt es zu beherzigen: **Die Bewegung nicht vergessen! Von innen und außen! Eine umfassende Regeneration der Verdauungsorgane muß auch die Darm-Motilität erfassen und ein regelmäßiges körperliches Training beinhalten.**

Wie der kriechende Wurm sich in einer Art Kaskade von wellenförmig aufeinanderfolgenden Muskelkontraktionen fortbewegt (recht eindrucksvoll und kraftvoll, wenn man genau hinsieht), so tut es auch der Darm. Nur, daß er sich damit nicht selbst, sondern seinen Inhalt, vorantreibt. Dieses Wechselspiel von Muskelkontraktionen und deren Weitungen nennt man Peristaltik, die Eigenbewegung des Darmes.

Der Darm, der Dickdarm genauer gesagt, ist also ein Bewegungskünstler - wenn wir ihm dazu Gelegenheit und Platz las-

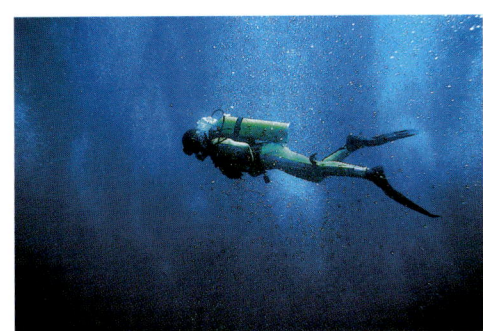

Sanfte Flossenschläge im Meer - die mühelose Bewegung tut nicht nur der Seele gut, sondern auch dem Darm

sen. Hinzu treten müssen jedoch Reize von außen, wie sie ausschließlich durch körperliche Betätigung ausgeübt werden. Dazu ist es nicht nötig, intensiv Sport zu treiben; Walking, leichtes Joggen, Schwimmen, Wandern, Gymnastik u. ä. genügen.

Es kommt durchaus nicht selten vor, daß der Dickdarm - durch ständige Überladung und gleichzeitigen Bewegungsmangel - an einigen Stellen richtiggehend geknickt ist, sich einfaltet. Dadurch entsteht nicht nur ein Hindernis für die notwendige Passage der Stoffwechsel-Restprodukte. Auch der Darmbewegung wird damit urplötzlich gewissermaßen der Wind aus den Segeln genommen. Sie läuft ins Leere. Nicht weniger störend sind die Ablagerungen auf den Darmwänden (alter Kot, verkrusteter, harter oder zäher Schleim). Auch sie machen eine effektive, natürliche Darmbewegung und damit die ordnungsgemäße Weiterleitung des Stuhles fast unmöglich.

Der Darm ist träge - aber nur deshalb, weil wir ihn selbst in eine Zwangsjacke gesteckt haben und ihn nicht ausreichend von außen unterstützen. Eine Stunde Training pro Tag (wobei Treppensteigen, Spazierengehen, Gartenarbeit mitgerechnet werden können) ist absolutes Minimum und Pflicht!

Unterstützende Maßnahmen zur Darmreinigung
Reflexzonen-Massage

Unser Organismus ist ein einheitliches Ganzes, nicht eine Summe von Einzelteilen oder Organen. Ausdruck dafür ist auch der Umstand, daß es von jeder Körperstelle zu entfernten Arealen reflektorische Beziehungen gibt - sie stehen also auf eine bislang noch nicht restlos entschlüsselte Weise ganz offenkundig miteinander in Kontakt. Dies gilt besonders für bestimmte Körperteile wie die Fußsohlen. Derartige Verbindungsbahnen und Netzwerke innerhalb der energetischen Strukturen unseres Leibes sollten und können wir auch für die Darmregeneration nutzen. Dies

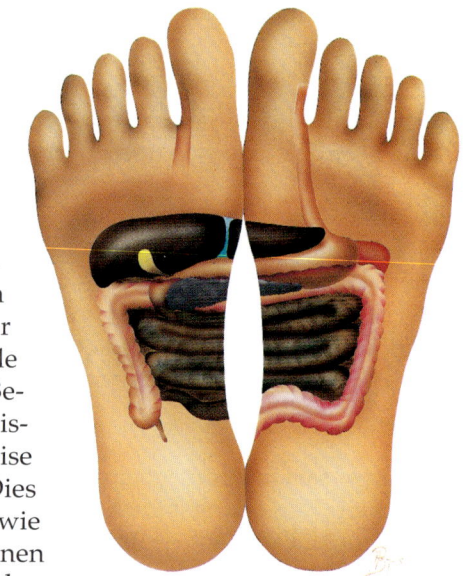

Über die richtigen Reflexzonen an den Füßen läßt sich auch der Darm massieren und aktivieren

kann dadurch geschehen, daß die entsprechenden Partien des Fußes während des Einlaufes oder der Colon-Hydro-Therapie durch einen Partner bzw. den Therapeuten stimuliert werden. Gerade unter den Heilpraktikern gibt es viele Behandler, die die Voraussetzungen für apparativ unterstützte Darmspülungen zur Verfügung haben und überdies in der therapeutischen Fußreflexzonenmassage ausgebildet sind (z.B. nach Marquardt oder Kaltenbrunner).

Selbstbehandlungs-Tip

Stimmen Sie sich auf die Darmsäuberungs-Maßnahme ein oder „behandeln" Sie diese zusätzlich mit einer Fuß-Selbstmassage. Regen Sie dazu durch leichten oder festeren Druck mit den Fingerkuppen die auf der Abbildung bezeichneten Areale des Dickdarms, vor allem des absteigenden Stranges (= linker Fuß) an. Natürlich ist es noch hilfreicher, wenn man einen Partner hat, der die entsprechenden reflektorischen Bezirke einfühlsam massiert.

Praxis-Tip: Ballrollen nach Dr. Böhmig

Dazu brauchen wir nur einen Tennisball und etwas Zeit und Geduld. Um sich die Methode anzueignen, rollt man zu Beginn morgens und abends den gesamten Verdauungsapparat - also die Fußhöhlung sowie den inneren Teil der Ferse - durch. Unmittelbarer und überzeugender, motivierender Erfolg dieser Übung in vielen Fällen: Die Verdauung, so spürt man, kommt in Gang und Schwung. Gestaute Blähungen gehen ab, der Bauch entspannt und entkrampft sich.

Anfangs sollte man pro Durchgang mit jedem Fuß etwas 5 bis 10 Minuten üben. Später genügen dann 2 bis 3 Minuten, um denselben Effekt zu erzielen. Lassen Sie diese Praxis zum täglichen Ereignis werden und verbinden Sie es mit einer Meditation, einer Besinnung auf sich selbst, einer Selbstversenkung in absoluter Ruhe.

Und schließlich: Sie können die Übung natürlich auch sehr gut dann durchführen, wenn sich die Einlaufflüssigkeit im Darm befindet und damit zusätzliche Impulse für eine gründliche Säuberungsaktivität geben.

9. Kapitel
Die Bedeutung der Darmflora

Dysbiose - Eubiose

Professor Alfred Nissle (1874-1965) hatte schon in den 20er Jahren erkannt, daß es einen Zusammenhang gibt zwischen der Krankheitsanfälligkeit und Fehlentwicklungen im Bereich der Mikroflora des Darmes. Er prägte hierfür den Begriff der Dysbakterie, heute meist **Dysbiose** genannt.

Das positive Gegenstück dazu bildet die **Eubiose,** der Zustand des reibungslosen, wechselseitig vorteilhaften Zusammenlebens von Mensch und Mikrobe (eine Spezialform symbiotischer Gemeinschaftsbildung).

Dysbiose

In einem solchen Falle „wuchern Degenerations- und Schmarotzerformen, zersetzen den bei Darmträgheit gestauten und teilweise an den Darmwandungen festhaftenden Darminhalt und bilden Gifte. In seinem solchermaßen 'verschmutzten' und 'versumpften' Terrain siedeln sich leicht abnorme Keime an, so wie sich etwa Stechmücken im Umfeld versumpfter Böden einnisten" (Rauch).

Die Mikroflora im Darm - Eine Welt für sich im Kosmos des Leibes

Etwa 400 bis 600 verschiedene Bakterienarten tummeln sich im menschlichen Darm, bedecken seine Innenfläche wie mit einem Rasen und zwar in einer „Bevölkerungsstärke" von ungefähr 100 Billionen Kleinlebewesen (DIfE; Deutsches Institut für Ernährungsforschung Potsdam-Rehbrücke).

Physiologisch nennt man jene Keime, die im Darm natürlicherweise vorkommen, im Gegensatz zu den unerwünschten *pathogenen* (krankmachenden) Mikroorganismen. Hier werden wir möglicherweise bald exakte Zahlen und Ergebnisse haben; denn beim erwähnten Deutschen Institut für Ernährungsforschung läuft ein Projekt, mit dessen Hilfe alle beim Menschen anzutreffenden Arten von Mikroorganismen mit Hilfe molekularbiologischer Methoden bestimmt und klassifiziert werden sollen. Dabei will man auch klären, ob möglicherweise schädliche Bakterien, wie sie in entzündetem Darmgewebe gefunden werden, an der Entstehung von Colitis ulcerosa und Morbus Crohn mitbeteiligt sind.

Ein Ergebnis des Mammut-Unternehmens steht schon fest: „Die Zusammensetzung der Darmflora und damit ihre biochemische Aktivität wird vom Darminhalt beeinflußt, d. h. also in erster Linie vom Nährstoffangebot, mit anderen Worten: von dem, was wir essen und trinken."

Fast das ganze Immunsystem (85 Prozent!) ist an dieser Nahtstelle des Innen und Außen, den Schleimhäuten des Darmes in Stellung gebracht. Und da ebendort Hunderte von Milliarden Mikroorganismen sitzen, bestehen auch engste Verbindungen zwischen dem Abwehrgeschehen, dessen Durchschlagskraft sowie der Darmflora. In diesem Zusammenhang spricht man von der **abwehraktivierenden Wirkung** der mikrobiellen Symbionten im Verdauungstrakt.

Wie wir bei der Darmflora starten, von welcher Ausgangsposition aus, darüber entscheidet u. a. die Frage: Brust oder Flasche? Richtiggehende Säuglinge haben hier die wesentlich besseren, optimalen Bedingungen für den weiteren Lebens-Lauf. Auch während der Phase des Zufütterns werden weitere Weichen gestellt. Die übliche Fertignahrung wirkt schädlich und fördert das Eindringen von Fäulnisbakterien und damit eine erhöhte Infektanfälligkeit.
Solche frühen „Weichenstellungen" prägen das mikrobielle Leben des Darmes, sie führen dort aber nicht zu unveränderlichen Keim-Konstellationen, weder zum Guten noch zum Schlechten: Die Parzellen für die Siedler sind nicht auf Dauer und unverrückbar vergeben. Vielmehr wird im weiteren Verlauf unserer kulinarischen Karriere die Zusammensetzung unserer Kost zu einem entscheidenden Faktor, der die Mikroflora prägt. Hierbei spielt es natürlich eine zentrale Rolle, ob wir (viel) Fleisch verzehren und (zu) wenige Ballaststoffe, ob vegetarische Kost, faserreiche Frischkost dominiert usw.

Außerdem ist zu beachten: Ein ruinierter Untergrund erholt sich auch bei plötzlich mit bestem Vorsatz angeeigneten guten Gewohnheiten nicht von allein. Wir müssen in diesem Falle gezielt und überlegt an eine „Wiederaufforstung" denken. Dazu brauchen wir, wie wir gleich sehen werden, durchaus nicht unbedingt Medizin. Es gibt einfache Hausmittel, die den Boden bereiten für die sprunghafte Vermehrung der Hüter unserer Gesundheit und zur Zurückdrängung der Risiko-Keime.

Vorsicht!
Was der Darmflora schadet

A. **Fehlernährung.** Ballaststoffmangel, Eiweißmast, fettreiche Kost. Dadurch wird das Wachstum von Fäulniserregern begünstigt: E. coli, Proteus, Clostridien. Es können sich vermehrt Nahrungsmittelallergien und andere Unverträglichkeits-Reaktionen ausbilden.

B. **Antibiotika, Sulfonamide.**
Cortison, immunsuppressive (abwehrdämpfende) Medikamente, Strahlentherapie. **„Pille".** Abführmittelmißbrauch.

C. **Gifte, Schadstoffe** aus der Umwelt, z.B. infolge von Schwermetallbelastung (Quecksilber, Blei, Cadmium).

D. Ungünstige **„interne" Stoffwechselverhältnisse** wie z.B. eine verminderte, zu geringe Salzsäureproduktion im Magen, Erkrankungen von Leber, Galle, Bauchspeicheldrüse.

E. **Darminfektionen** durch „enteropathogene" Bakterien, Pilze (Candida albicans), Parasiten (Überwucherung durch potentielle Krankheitserreger).

F. **Darmkrankheiten** mit gestörter Motilität (Eigenbewegung), Einschnürungen bzw. Engpässe im Darmkanal sowie entzündliche Darmerkrankungen (Colitis ulcerosa, Morbus Crohn), Reizdarm oder Darmkrebs (Dickdarm, Mastdarm).

Werkstätten für Wertstoffe
Die Leistungen einer gesunden Darm-Bakterienflora

Vitamine in Serienproduktion: Im Darm entstehen ständig durch die Lebensprozesse der Bakterien eine Reihe von Vitaminen. Darunter vor allem:
• **Biotin** - das „Hautschutzvitamin". Es hilft bei manchen Formen von Haarausfall und schützt vor schädlichen Streßfolgen.
• **Folsäure** - eines der wichtigsten B-Vitamine überhaupt, besonders willkommen zum Schutz vor Herzinfarkt und für Schwangere.
• **Niacin** - ein „Energievitamin", Bestandteil von vielen Coenzymen, wichtig für die

geistige Leistungsfähigkeit und vor allem auch unsere Hautgesundheit.

• **Vitamin B6** - (Pyridoxin) nimmt eine zentrale Rolle im gesamten Stoffwechsel-geschehen (Verdauung) ein sowie für Nerven und Immunsystem.

• **Vitamin B12** - (Cobalamin) bietet Schutz vor Blutarmut. Bei Mangel drohen insbesondere ausgeprägte Gehirnschädigungen.

• **Vitamin K** - notwendig für eine reguläre Blutgerinnung und zur Stabilisierung der Knochen.

10. Kapitel
Schutzwall gegen Vergiftung

Die wundersamen und wundertätigen Milchsäurebakterien

Sie beweisen, daß der Mensch im allgemeinen vor „Keimen" durchaus keine hysterische Angst haben muß. Diese Bakterien jedenfalls sind unsere Verbündeten seit alters her und haben das Überleben in mehrfacher Hinsicht erst möglich gemacht. Einmal bei der Konservierung von Lebensmitteln, sodann aber vor allem durch die nützlichen Effekte, die sie im Darm hervorrufen. Ohne sie gibt es dort keine geordneten, dem übrigen Körper zuträglichen Verhältnisse.

Die kleinen, segensreichen Einzeller kommen überall in der Natur vor, wo sich ihnen passable Lebenschancen eröffnen. Sie machen das Kraut im Faß sauer und überdies schmackhaft und gut verträglich (und halfen den Menschen unserer Breiten und früherer Zeiten dadurch, gesund über den - an frischer Kost kargen - Winter zu kommen). Sie bringen Hand in Hand mit Hefen den Sauerteig in Bewegung und sorgen auch dafür, daß Milchprodukte länger haltbar und bekömmlicher werden.

Es steht zu vermuten, daß der Mittel- und Nordeuropäer sich ohne die assistierende Unterstützung der Milchsäurebakterien weniger schnell an diese Nahrungsmittel angepaßt hätte (noch heute hat er seine Schwierigkeiten damit; weltweit gesehen vertragen 90 Prozent der Erdenbürger Milch-Produkte nicht!).

Auch auf unserer Haut sind zahllose Kolonien von Milchsäurebakterien angesiedelt. Besonders wichtig sind sie für uns jedoch **im Körper,** und zwar im Dickdarm. Dort tragen sie dazu bei, Ballaststoffe abzubauen und sorgen so für das - in diesem Abschnitt - vorteilhafte saure Milieu. Sie haben sich als die guten Geister der buntgemischten Darmflora erwiesen, und je eindeutiger sie Regie führen, desto weniger Chancen haben in dieser Aufführung die Schurken (Krankheitserreger).

Diese guten Geister haben auch Namen, und die Hauptrollen sind dabei besetzt von:

- **Lactobacillus acidophilus** (findet sich vorwiegend im ansonsten spärlich besiedelten Dünndarm) sowie
- **Bifidobacterium bifidum** (Bifidobakterien; ihre Heimstätte liegt fast ausnahmslos im Dickdarm).

Milchsäurebakterien bilden einen Schutzwall gegen die gefährliche Autointoxikation, z.B. durch vermehrten Anfall von Ammoniak aus der Eiweißverdauung. Sie entgiften also den Darm - vorausgesetzt, daß sie dort das Sagen haben.

Tip: Geben Sie Ihrem Körper Milchsaures!

Und zwar nicht nur in Form der hochgejubelten und teuren probiotischen Joghurts oder Quarkspeisen sowie weiterer Folgeprodukte aus dem Labor, die seit 1995 in aufwendigen Kampagnen den Konsumenten schmackhaft gemacht werden. Innerhalb der traditionellen Gesundkost hält der Fachhandel neben dem Sauerkraut vielmehr eine Reihe von bewährten Produkten bereit, die allerdings noch ein absolutes Nischendasein führen. Im Reformhaus und Bioladen gibt es seit langem vielfältige echte Sauergemüse (also nicht erhitzte und nicht in Essig eingelegte Gartenfrüchte). Dazu zählen beispielsweise milchsaure Dillgurken, Brechbohnen, Schnittbohnen, Rote Bete oder Sellerie. Hinzu kommen noch hilfreiche milchsaure Getränke, auf die wir gleich eingehen werden.

Nur 5% der Bevölkerung in den Wohlstandsländern „verfügen über eine intakte, funktionsstarke Darmflora."

Die guten Taten der Bifidobakterien

Die medizinische Forschung geht inzwischen davon aus, daß Bifidokulturen im Darm
- die Immunabwehr stärken,
- Krebszellen in Schach halten und
- krankmachende Erreger, Pilze, Parasiten in die Enge treiben.

Man hat festgestellt, daß bei gestillten Säuglingen Bifidobakterien im Darmflora-Parlament über die absolute Mehrheit verfügen (mit einem Anteil von bis zu 95%!). Im Laufe des Lebens verkleinert sich dann die einst stolze Fraktion Zug um Zug bis zum Erwachsenenalter auf magere 25% - ein Regierungswechsel in der Darm-Exekutive, der keineswegs zum Besten des Gesamtorganismus ausschlägt. Mit unserem Programm zur Regeneration einer physiologischen Darmflora können Sie den Trend wieder umkehren!

<u>**Praxis-Top-Tip**</u>
Bringen Sie die Laktobazillen im Darm ans Ruder!

Um die Darmflora auf Vordermann zu bringen, gibt es zahlreiche Strategien. Manche sind sinnvoll, manche eignen sich für Ausnahmesituationen, andere schließlich seien jedermann zur Nachahmung empfohlen. Es finden sich darunter ausgesprochen therapeutische Verfahren (siehe Lexikon), wie auch mehr an der Gesundheits-Selbsthilfe orientierte Mittel und Wege.

Der Leser soll in diesem Buch vornehmlich darin Einblick bekommen, was er selbst, eigeninitiativ - möglichst sogar auf der Stelle, ohne viel Aufwand - und überdies auch risikolos selbst tun kann, um mancher Gesundheits-Misere (deren Ursprung eben allzuoft im Darm zu suchen ist) abzuhelfen.

Deshalb an dieser Stelle ein Praxis-Tip ganz eigener Art und Qualität, eine leicht zu realisierende und praktizierende Revolution für den Darm, die schon viele Therapeuten fasziniert hat, bis jetzt aber selbst in gesundheitsbewußten Kreisen wenig bekannt ist und die es verdient, in einem eigenen Kapitel besonders gewürdigt zu werden.

Colon-Revolution durch Rejuvelac

Eine Regenerationskur für Ihre (guten) Darmbakterien zu Hause

Mit diesem Insider-Rezept unterstützen Sie ganz direkt und unmittelbar die Laktobakterien im Darm. Sie stärken damit jene Partei im bunten, multikulturellen Bakteriengewimmel des unteren Verdauungstrakts, die dafür sorgt, daß sich der Tod dort nicht einnisten kann und die Wurzel unseres Leibes zu einer solchen für uneingeschränktes Wohlergehen wird.

Einkaufszettel/Zutatenliste
Für das „Elixier zur Vitalisierung und Verjüngung" der Darmflora benötigen wir:

Weizen aus biologisch-kontrolliertem Anbau (Naturkostladen, Reformhaus, Bio-bauer). Gutes, reines und ungechlortes **Wasser.** Etwas **Zitronensaft.** Ein **Schraubglas.** Die Zubereitung:

1. Vom Weizen nehmen Sie eine Tasse und waschen das Getreide gründlich durch. Danach im „Wasserbad" noch eine Schwimmprobe durchführen: „Kornleichen" (nicht mehr keimfähige, schlechte Körner) schwimmen oben. Diese abschöpfen.

2. Nun geben Sie das ausgelesene, gereinigte Getreide in das Glas. Fügen Sie 2 bis 3 Tassen Wasser und einige Tropfen frischgepreßten Zitronensaft hinzu.

Das Glas wird mit etwas Tüll oder Gaze verschlossen und dann bei Zimmertemperatur an einem schattigen Plätzchen untergebracht. Dort bleibt es zwei Tage lang stehen.

Tip: Als Wasser verwenden Sie am besten Mineral- oder Heilwasser bzw. destil-liertes Wasser. Chloriertes Leitungswasser eignet sich für Rejuvelac nicht, da diese Desinfektionsmaßnahme das Wachstum der Milchsäurebakterien hemmen würde.

3. Wie Sie in der Zwischenzeit immer wieder einmal überprüfen können, bilden sich allmählich immer mehr kleine Bläschen und steigen nach oben: Das heilsame Getränk ist in Vorbereitung - es lebt! Nach den besagten 2 Tagen rühren Sie den Inhalt des Glases tüchtig durch, warten, bis sich das aufgemischte Ganze wieder gesetzt hat und gießen die perlende Flüssigkeit in einen kleinen Krug oder eine Karaffe. Dies ist unsere erste Ausbeute an Rejuvelac.

Riech-Kontrolle ist unerläßlich: Um zu überprüfen, ob die (milchsaure) Gärung auch gelungen ist und sich keine anderen, störenden Mikroorganismen breitge-macht haben, reicht eine einfache und sichere Riech- und Geschmacksprobe. Bei fauligem Aroma und Nachgeschmack ist der Ansatz definitiv mißlungen. Gutes Rejuvelac schmeckt leicht säuerlich und in keiner Weise unangenehm.

4. Damit aber nicht genug. Sie können mit dem bereits verwendeten Weizen einen weiteren Aufguß (insgesamt bis zu drei- oder viermal) durchführen. Geben Sie ein-fach nochmals zwei oder drei Tassen Wasser hinzu. Diesmal brauchen Sie vielleicht nur 24 Stunden oder etwas länger zu warten, bis die nächste Charge des heilsamen Getränkes in den Krug fließen kann.

Rejuvelac hält sich, wenn man es im Kühlschrank aufbewahrt, durchaus mehrere Tage. Doch dies ist nur eine Notlösung bei Zeitmangel. Besser fährt, wer ständig neuen Nachschub ansetzt, um die Bakteriennahrung (Milchsäure + Laktobakterien) immer frisch aus dem „Glas-Faß" genießen zu können.

Geringer Einsatz - Hoher Gewinn

Warum Sie sich unbedingt dieser kleinen Mühe unterziehen sollten
• Rejuvelac ist **besser als jedes teure „probiotische Lebensmittel"** oder Getränk. Es enthält in großer Zahl frische, vitale Milchsäurebildner, wie sie im Darm als Verstärkung hochwillkommen sind (Lactobacillus bifidus). Sie werden dort dringend als Vielzweckwaffe gebraucht, und zwar gegen Stoffwechselgifte, Fäulnisprozesse, Krankheitserreger.
• Rejuvelac ist ein **Enzympräparat in Eigenproduktion**. Denn das gärende Korn bildet solche „Zündfunken" für die metabolischen Umsetzungen im Körper in beträchtlichen Mengen. Enzyme wirken oft Hand in Hand mit den Vitaminen und sind unabdingbar für ein aktives Stoffwechselgeschehen.
• Rejuvelac ist eine praktisch fettfreie Nahrung und „frisches Blut" nicht nur für die (guten) Darmbakterien. Es enthält außerdem hochwertiges Eiweiß, das bereits – biologisch! – vorverdaut und in die einzelnen Bausteine **(Aminosäuren)** zerlegt ist, was die Verwertung erleichtert. Des weiteren findet sich darin **Energie pur** in Form bestimmter Kohlenhydrate (Dextrine, Saccharose). Auch zahlreiche Vitamine des B-Komplexes sowie die Vitamine E und K sind vertreten.
Kurzum: Sie werden schwerlich einen kommerziellen „Power-Drink" finden, der derart viele Vorteile, Vorzüge, gesundheitsdienliche Gehalte aufweist!

Super-Rejuvelac

Zum Rejuvelac als Leib- und Darmspeise schlechthin gibt es eigentlich nur eine Steigerung: Rejuvelac aus Kohl. Welch innige Beziehung dieses Gemüse zu den Milchsäurebakterien pflegt, sehen wir am Sauerkraut, dem typischsten und geschätztesten aller Gärgemüse.
Das Rezept:
Zutaten: 2,5 Tassen Kohl, sehr fein gehäckselt. 1,75 Tassen reinsten Wassers. 1/8 Teelöffel getrockneten Knoblauch (Granulat).

1. Die Zutaten in ein Glasgefäß geben und mit etwas Tüll oder Gaze verschließen. Nun bei Zimmertemperatur 3 Tage stehen und reifen lassen.
2. Danach ist das Rejuvelac fertig und sollte in eine Karaffe abgegossen werden.
3. Auch vom Kohl-Rejuvelac können Sie mehrere Aufgüsse herstellen. Beim zweiten oder dritten Mal ist das Getränk bereits nach einem Tag verfügbar.
4. Jetzt ist es an der Zeit, den nächsten Frisch-Ansatz mit Kohl auf den Weg zu bringen. Dazu nimmt man aber nur 1,5 Tassen reinen Wassers und fügt 1/4 Tasse fertiges Rejuvelac hinzu. Dieser Kunstgriff beschleunigt den Gärungsprozeß ungemein, und das Getränk ist nun schon nach einem Tag gebrauchsfertig.

Optimale Einnahme von Rejuvelac

• Frisch nach Fertigstellung trinken!
• Während der gesamten Kur zur Reinigung und Regeneration des Darmes verwenden.
• Am besten 2 Tassen davon in 4 Portionen über den Tag hinweg zu sich nehmen, egal, ob zwischen den Mahlzeiten, als Morgen- und Abendgetränk oder zu den Mahlzeiten.

Kleines Lexikon der Hausrezepte und Arzneien für die Darmflora
Was den Laktobakterien nützt und ein gesundes Darmmilieu wieder herzustellen vermag

Bakterienkulturen
(Gefriergetrocknet; v. a. Acidophiluspräparate.) Tatsache ist: Solche Tabletten-Aufbereitungen weisen hohe Gehalte an lebenden Lactobakterien auf. Ein erheblicher Teil geht jedoch nach der Gefriertrocknung innerhalb weniger Wochen schon zugrunde. Der letztendliche Nutzen aus solchen Einnahmen ist deshalb oft geringer, als der Konsument / Patient mit Recht verlangen darf. Andere Acidophilus-Kulturen, wie sie im Handel auch angeboten werden, sind nach Erkenntnissen von Therapeuten oft von schlechter Qualität. Erkundigen Sie sich deshalb immer im Einzelfall genau nach der Herkunft der enthaltenen Bakterienstämme (sind es wirklich solche, die regulär in der Darmflora vorkommen?) und über die gesicherte Verwertung (gelangen überhaupt relevante Mengen davon bis in den Darm?).

Brottrunk

(Kanne Brottrunk). Empfohlen beispielsweise als Begleitgetränk zu
Fastenkuren. Wenn man jeden Tag
ein Glas davon trinkt, unterstützt
man mit der zugeführten rechts-
drehenden Milchsäure (L+) ein
Darmmilieu, das für das Gedeihen
der nützlichen Darmbakterien vorteilhaft ist. Diese biologisch aktive
Form der Milchsäure hilft auch
dabei, im Dickdarm einen pH-Wert
zwischen 6 und 7 (im schwach sauren Bereich also) aufrechtzuerhalten, was für die Ausscheidung von
bestimmten Darmgiften günstig
ist. Wie vorteilhaft die Milchsäure
auf diesem Sektor wirkt, zeigt auch
der Umstand, daß Studien mit
Kanne Brottrunk belegt haben,
„daß die Ausscheidung von krankmachenden Candida-Mykosen
optimal erfolgt" (R. Moll).

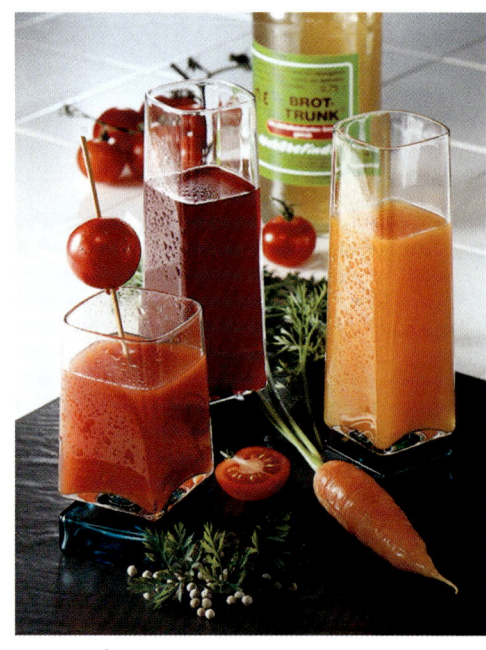

Die Milchsäure des Brottrunks ist ein bewährtes
Hilfsmittel zur Entgiftung des Körpers.
Kombiniert mit Fruchtsäften schmeckt er beson-
ders lecker

Kombucha

Kombucha ist das Ergebnis eines
Fermentationsprozesses, hervorgerufen von Hefen und
Milchsäurebakterien. Diese wach-
sen - als Kombucha-Pilz - in
gesüßtem Tee (Schwarz- oder
Grüntee, Kräutertee) heran. Sie
säuern das Getränk und bereichern
es durch ihre Stoffwechselprozesse
mit werthaltigen Inhaltsstoffen.

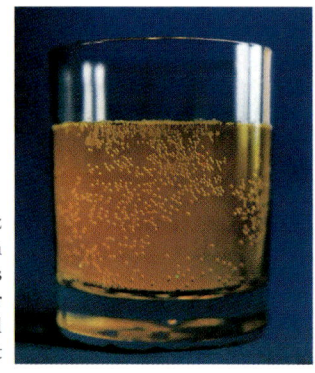

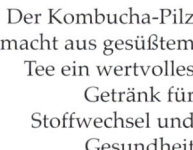

Der Kombucha-Pilz
macht aus gesüßtem
Tee ein wertvolles
Getränk für
Stoffwechsel und
Gesundheit

Die dabei entstehenden Enzyme beleben den Stoffwechsel. Die Milchsäure sowie zahlreiche im Teegetränk enthaltene Laktobakterien wirken insbesondere auf den Darm und die Verdauungstätigkeit. Auffällig ist außerdem die positive Beeinflussung von Hautproblemen. Manches spricht dafür, daß durch den regelmäßigen Konsum des Getränks Krebserkrankungen vorgebeugt werden könnte.

Der Kombuchapilz und das daraus bereitete Getränk haben eine lange Wirkungsgeschichte. Sie stammen wohl aus dem Fernen Osten (China: erste Zeugnisse finden sich während der Tsin-Dynastie im 3. Jahrhundert v. Chr.). Später wurde das Teegetränk zum festen Bestandteil der russischen Volksmedizin. Durch deren Vermittlung konnte es schließlich auch für die westliche Naturheilkunde (wieder-) entdeckt werden. Lange Zeit galt es eher als Geheimtip unter Eingeweihten; neuerdings gibt es „Hollywoods neuen Jungbrunnen" (so der Werbeslogan) sogar im regulären Getränke-Fachhandel und Supermarkt.

Kwasz
Für den Kwasz, das russische „Nationalgetränk", gelten alle Vorzüge, wie sie unter dem Stichwort „Brottrunk" aufgeführt sind.

Kwasz kann aus vielfältigen Grundstoffen (von Malz und Früchten bis Zwieback) hergestellt werden, und im Osten gibt es so interessante Spezialitäten wie beispielsweise Ingwer-Kwasz. Bei uns ist im Reformhaus und Bioladen seit Ende der 80er Jahre ein sorgfältig bereiteter demeter-Kwasz (Bäckerei Bahde) erhältlich. Gewonnen wird er in einem geführten Gärprozeß über 7 bis 12 Wochen aus Vollkornbrot (Roggen, Weizen, Hafer und Gerste) sowie einigen Rosinen oder etwas Honig. Es handelt sich um ein „nährendes Getränk, dessen umfassende Tugenden und diätetischen Fähigkeiten bisher nur in geringem Umfang genutzt und gesehen werden" (Dr. Klaus Wilde) - in zu geringem Umfang gewiß, besonders im Hinblick auf die vorteilhafte Beeinflussung der Darmflora.

Mikrobiologische Therapie

Früher vorwiegend als **Symbioselenkung** bezeichnet. Hierunter versteht man die therapeutische Gabe von Mikroorganismen (bzw. von daraus gewonnenen Bestandteilen und Stoffwechselprodukten) in Form von Präparaten zur

Beeinflussung der Darmflora und Stärkung der physiologischen (natürlichen) Bakterienbesiedelung des Darmes. Ziel ist es gleichzeitig, krankmachende Bakterien dort zu verdrängen. Es kommen hierzu auch besondere Impfstoffe zur Anwendung. Solche sog. Autovakzine aus abgetöteten Bakterien sind als Individualmittel präzise auf die individuelle „Keimlage" des Patienten abgestimmt.

Bei der Behandlung geht man in mehreren Schritten vor. Zuerst werden abgetötete Bakterienbestandteile in Tropfenform verabreicht. Dann in zwei Phasen Präparate aus lebenden Keimen und schließlich die erwähnten Autovakzine zur Immunstimulierung.

Empfohlen und häufig eingesetzt wird die Therapie innerhalb der Naturheilkunde vor allem bei Allergien, entzündlichen Darmerkrankungen (Colitis ulcerosa, Morbus Crohn), chronischer Verstopfung, Mykosen und Infektanfälligkeit (Atemwege, Rachen, Nebenhöhlen, Mandeln).

Molke (Dieses Thema wird noch ausführlich behandelt.)

Oligofruktose, Inulin, besondere Ballaststoffe
Im Moment in der Lebensmittel-Industrie sehr beliebt: die wasserlöslichen Ballaststoffe Inulin nebst der verwandten (etwas kürzerkettigen) Oligofructose. Es handelt sich dabei um Verbindungen aus Einfachzuckern. Sie besitzen die Eigenschaft, von den Verdauungssäften unbehelligt zu bleiben. Auf diese Weise gelangen sie unbeschadet in den Dickdarm und dienen dort vorzugsweise den Bifidobakterien als willkommene Nahrung. Vorteilhafte Folge: Die Bifidokolonie im Darm kann sich besser entfalten. Problematische Keime wie Clostridien oder Escherichia coli geraten ins Hintertreffen. Der pH-Wert im Darm verschiebt sich zum erwünschten leicht sauren Bereich; außerdem nimmt - auch dies wirkt sich positiv aus - das Volumen des Darminhaltes zu. Eingehende Stuhl-Analysen haben zudem gezeigt, daß im Dickdarm von den nützlichen Bewohnern selbst erzeugte Antibiotika die übermäßige Vermehrung von gefährlichen Keimen wie Salmonellen, Listerien oder Campylobacter verhindern.

Auch mit dieser Maßnahme kann man also eigeninitiativ und ohne viel Aufwand eine kleine „mikrobiologische Therapie" betreiben, und die Industrie hat sich voll auf diesen Trend gestürzt. Angeboten werden inzwischen Fruchtsäfte, Müsli-Mischungen und Joghurt mit Oligofructose.

Hintergrund: Auf den Dreh mit der Oligofructose sind die Hersteller übrigens nicht aus Sorge um das Wohlergehen ihrer Kundschaft bzw. deren Darm-Untermietern gekommen. Überzeugt hat sie die seltene Kombination von Eigenschaften der Substanz: süßer Geschmack, keine Kalorien, problemloses „Handling" des Stoffes. Entsprechende Produkte können als kalorienarme „Light"-Lebensmittel zur Gewichtsreduktion, als „Schlankmacher" also angeboten werden. Hier steht wieder einmal das Marketing-Moment im Vordergrund. Der Verbraucher muß sich über eines im klaren sein: Die Gesundheit kommt in Fragen der Lebensmittelverarbeitung immer erst dann ins Spiel, wenn sich daraus trefflich Argumente für die Verkaufsförderung gewinnen lassen.

Unser Rat: Die erwünschten Ballaststoffe finden sich natürlicherweise z.B. in Artischocken, Chicorée, Lauchgewächsen (Knoblauch, Zwiebeln, Poree, Schnittlauch), Spargel oder Topinambur. Wer sich nach den Ernährungs-Empfehlungen dieses Ratgebers richtet (viel Frischkost, Präferenz für Pflanzenkost) braucht keine angereicherten „funktionellen" Lebensmittel.

Probiotische Joghurts

Die Besonderheit von probiotischen Joghurts und neuerdings auch Quark-Speisen u.ä. besteht in den enthaltenen bzw. speziell gezüchteten Milchsäurebakterien. Die Hersteller der Milcherzeugnisse gehen davon aus, daß diese in erheblichem Umfange das Säurebad im Magen überleben, auf diese Weise unbeschadet in den Dickdarm gelangen, wo sie sich dann ansiedeln können. Dort verdrängen sie Fäulniserreger und andere potentiell schädliche oder krankheitserregende Keime und bilden einen Schutzfilm auf den Darmschleimhäuten.

Ob solche Produkte wirklich notwendig oder auch nur hilfreich sind, ist umstritten. Man sollte sich auf jeden Fall nicht auf sie allein verlassen, wenn es um die Erhaltung oder den Aufbau einer gesunderhaltenden Bakterienbesiedelung im unteren Verdauungstrakt geht.

Neuester Stand der kontroversen Diskussion: Probiotische Joghurts und Drinks bringen, wie die STIFTUNG WARENTEST im Sommer 1998 ermittelte (test 7/98), allenfalls vorübergehend „frischen Wind" in die Darmflora. Auf Dauer, so das Resümée, „können sich die probiotischen Stämme dort aber nicht ansiedeln". Dazu müßten die entsprechenden Produkte schon täglich verzehrt werden. Außerdem war zu beobachten, daß die Zahl der enthaltenen probiotischen Keime schon während der Haltbarkeitsfrist mit der Zeit rapide abnahm.

Sauerkrautsaft

Wem die - an sich bei einiger Übung sehr einfache - Herstellung von Rejuvelac immer noch zu aufwendig ist, kann sich mit dieser alten Volksarznei behelfen.

Hierbei verwendet man den frischen Preßsaft aus vergorenem Weißkohl. Er enthält Laktobazillen in erheblicher Größenordnung, wirkt stark auf die Verdauungstätigkeit und „putzt" den Darm oft richtiggehend durch. Dies gilt vor allem, wenn man den Saft frühmorgens, nüchtern vor dem Frühstück trinkt. Die Bildung von Darmgasen und eine eventuelle, sich oft relativ schnell einstellende abführende Wirkung ist erwünscht, da dies den Darm reinigt. Man sollte deshalb bei eventuell auftretenden unangenehmen Blähungen die Einnahme nicht gleich einstellen. Nur bei anhaltender Unverträglichkeit des Saftes muß man davon lassen.

Empfehlung: Besorgen Sie sich frisches, saftiges Sauerkraut, das bei der Herstellung **nicht erhitzt** wurde. Den Saft können Sie ganz einfach aus der feuchten Krautmasse herausdrücken. Dabei immer jeweils nur soviel Flüssigkeit gewinnen, wie Sie für eine Anwendung benötigen. 50-100 ml können für eine solche einzelne Verwendung durchaus genügen. Solche Kleinportionen dann eventuell verteilt über den Tag mehrmals zu sich nehmen.

Resümée: Frischer, aus nicht erhitztem Sauerkraut gewonnener Saft ist vorzüglich geeignet, um den Darm im Falle von Fasten, Teilfasten oder Früchtefasten in Schwung zu bringen. Ein solcher Saft wird allerdings - besonders bei Anwendung auf nüchternen Magen - nicht von jedem gleich gut vertragen, was möglicherweise aber auch daran liegt, daß die Verdauungsabläufe beim Betroffenen grundlegend gestört sind.

Verbraucher-Praxis-Rat

Bitte beachten: Das übliche Sauerkraut ist mehrfach erhitzt. Einmal gleich nach dem Gären auf 80°C zur Beseitigung von Kohlensäure. Nach dem Abfüllen schließlich wird es pasteurisiert, also kurzfristig auf 94°C erhitzt.

Solches Sauerkraut eignet sich nur ungenügend bis überhaupt nicht zur hausmedizinischen Darmkur. Milchsäure ist zwar darin vorhanden; die entsprechenden Bakterien überleben die Hitze-Schockbehandlung jedoch nicht.

11. Kapitel
Besondere Darmentschlackungs-Kuren

Wie sie wirken – wie sie helfen

Viele Ärzte und andere Therapeuten haben darüber nachgedacht, wie den Schlacken in den Darmschlingen beizukommen sein könnte. Dabei haben F. X. Mayr, Robert Gray, die Heilkundigen des Ayurveda und anderer ganzheitlicher medizinischer Schulen wertvolle Ansätze und Prinzipien zutage gefördert, die jedem von uns großen Nutzen bringen können. Sie betreffen beispielsweise die Wirkungen bestimmter Heilkräuter oder den Beitrag spezieller Fastenformen wie etwa jenen mit Früchten, Olivenöl, Heilerde oder Molke.

Die Colon-Sanierung nach Robert Gray

Wie die Colon-Hydro-Therapie, so stammt auch diese relativ neue Methode zur Darmsanierung aus den USA. Robert Gray, der diesen sehr durchdachten und fruchtbaren Ansatz entwickelte, war in den Staaten ein angesehener Naturheilkundler und Ernährungsberater. Er starb, noch relativ jung, Anfang der 90er Jahre bei einem Verkehrsunfall. Im Laufe seiner Tätigkeit als Direktor des „Food for Health Insitute" in San Francisco, Kalifornien, formte er ein ganz eigenes Programm zur grundlegenden Sanierung des Colons, also des Dickdarms, als Voraussetzung zur Wiederherstellung der vollen Gesundheit bei chronischen Leiden.

Auch in Deutschland gibt es eine Reihe von Therapeuten, die nach Grays Anleitungen Darmreinigungskuren mit speziellen Hilfs- und Heilmitteln aus den USA durchführen. Oder der Patient kann die Kur mit den entsprechenden Präparaten selbst in die Hand nehmen (siehe Adreß-Anhang). Doch auch wenn wir uns nicht streng an den Buchstaben dieser sehr detaillierten Vorschriften halten wollen und müssen, ist es möglich, von den Einsichten des amerikanischen Ernährungsexperten zu profitieren. Dazu müssen wir uns jedoch an einige Begriffe gewöhnen, die vorweg erklärt und klargestellt sein wollen.

„Mukoider" und „nichtmukoider" Darminhalt

Ganz im Zentrum dieser Colon-Kur steht der Begriff „mukoid". Er leitet sich aus dem Lateinischen ab, und zwar von mucus = Schleim, kann also im Sinne Grays mit „schleimig, schleimartig, schleimbildend" übersetzt werden. Der Begriff Schleim orientiert sich nicht ausschließlich an der streng wissenschaftlichen Definition, die in der Medizin für Absonderungen der Schleimhäute reserviert ist, sondern daran, was man umgangssprachlich darunter versteht (= ein zähklebriges Substrat verschiedenartiger Zusammensetzung).

Vom gesunden und krankhaften Schleim

Der natürlicherweise abgesonderte Schleim selbst ist im Darm nicht das Problem. Seine Bildung stellt an und für sich eine gesunde Reaktion dar. Er hält die Oberfläche der inneren Haut feucht, geschmeidig, gleitfähig. Und er entfaltet eine Abwehrfunktion: Damit sollen nämlich Stoffe eingeschlossen und zum „Auswurf" vorbereitet werden (wir alle kennen dieses Phänomen vom Husten), die sonst im Körper schädliche Wirkungen entfalten könnten.

Ein solcher „Auswurf-Schleim" hat jedoch eine Verwandlung durchgemacht. Aus „gesundem", funktionell sinnvollem Schleim (Förderung der Darmpassage der Nahrung) ist mukoide Substanz geworden: eine „trübe, zähflüssige und klebrige Masse" (Robert Gray), wie sie sich im mukoiden Darm in großen Mengen findet. Damit ist die Schleimbildung auch zum Problem geworden. Die Zusammensetzung des Darminhaltes, seine Konsistenz hat sich stark verändert und bewirkt die erwähnten „Verschmierungen" an den Schleimhäuten, legt den Grundstein dazu, daß der Darm als funktionell-stimmige Einheit außer Takt gerät.

Grays Erkenntnis: Nimmt der Darminhalt eine solche mukoide Konsistenz an, so liegt darin der Keim und Kern aller Übel, und zwar nicht nur für den Ablauf der einzelnen Verdauungsschritte sowie die Gesundheit des Darmes selbst, sondern für den Organismus überhaupt.

Statt wässrig-weich-locker und voluminös (= nichtmukoid) wird der Stuhl nämlich schleimig-klebrig-kompakt, und als erstes Symptom tritt die Verstopfung ein.

Statt der natürlichen zweimaligen Entleerung (oder mehr) pro Tag, bleiben diese immer häufiger gänzlich aus.

Selbstdiagnose: Mukoider Stuhl?

Ein gesunder, nichtmukoider, nichtschleimiger Stuhl verläßt den Körper im Nu. Langwierige und anstrengende „Sitzungen" auf der Klobrille zur Erledigung des Geschäftes sind stets ein Beweis für mukoide Verhältnisse im Darm. Dies gilt insbesondere auch für den „Test von der Rolle": Je mehr Toilettenpapier wir brauchen, um uns zu säubern, desto stärker dominieren die Schleimbilder. Und schließlich hat man auch in der Mayr-Therapie einen einfachen Sofort-Test auf falsch programmierte Verdauungsverhältnisse parat: Bleiben beim Betätigen der Spülung hartnäckig Stuhlreste auf dem Emaille zurück und müssen extra entfernt werden, ist dies auch ein untrügliches Indiz auf mukoiden Darminhalt und die Notwendigkeit einer grundlegenden Säuberung des Verdauungsapparates.

Folgen des mukoiden Darmmilieus

Wässriger, lockerer Stuhl passiert den Darm rückstandslos, wird schließlich noch durch Wasserentzug eingedickt und verläßt ohne Pressen, zusätzliche Kraftaufwendung und Probleme den Mastdarm. Anders im Falle eines mukoiden Darminhalts: solche Stühle „schmieren" bei der Passage durch den Verdauungstrakt und hinterlassen vor allem im Dickdarm mit der Zeit viele Schichten von Rückständen. Der Dickdarm der meisten Menschen zumindest in den Wohlstandsländern beherbergt auf diese Weise eine ansehnliche Menge „stagnierenden" Materials, das auch durch den Einsatz von Abführmitteln nicht mobilisiert werden kann, da dabei nur der aktuelle Darminhalt nebst dem Reizstoff selbst zügig ausgeschieden wird.

Das eigentliche Problem bei mukoiden Stühlen ist also nicht etwa nur die verzögerte Passage des Darminhaltes durch den Verdauungstrakt. Vielmehr besteht es in den durch die schleimige Konsistenz entstehenden Ablagerungen auf den Darmschleimhäuten. Sie legen einen höchst wichtigen Abschnitt der Verdauungswege praktisch völlig lahm, berauben ihn seiner natürlichen Funktionen. Und diese Funktions-Beeinträchtigungen machen sich, wie die Mayr-Ärzte gezeigt haben, nicht nur im Dickdarm, sondern auch bereits im Dünndarm deutlich bemerkbar.

Wie kommt es zu mukoiden Stühlen?

Verantwortlich dafür sind nach Gray hauptsächlich **Fehlernährung** (übergroßer Konsum mukoidbildender Nahrung; siehe weiter hinten) sowie eine **gestörte Darmflora** (Mangel an Laktobakterien).

Darm-Reinigung mit Kräutern

Gemeint sind in diesem Zusammenhang Heilpflanzen, die eine permanente Entschlackung und Darmreinigung fördern. Ihr eigentlicher Zweck ist es nicht, die Verdauung (also die Ausscheidung von Stuhl) anzukurbeln. Sie sollen vielmehr beim Großputz in den verwinkelten Gängen und versteckten Kammern des Körpers die Feinarbeit leisten.

Das heißt in unserem Falle: Allen belastenden Ablagerungen muß es „an den Kragen" gehen. Das Festsitzende soll gelockert, gelöst und ausgespült werden, nicht die Mahlzeiten vom heutigen und vorausgegangenen Tag.

Gibt es solchen Trost aus der Pflanzenwelt? Glücklicherweise ja - auch gegen die stagnierenden Darm-Inhalte ist also ein Kraut gewachsen.

Bei derartigen intensiven **Heilkräuter-Säuberungskuren für den Darm** geht man in zwei Schritten vor:

Schritt 1: Die Lösung der Ablagerungen
Die abgelagerten, den Darm verklebenden und langfristig in seinen Funktionen blockierenden Substanzen, der unerwünschte krankmachende „Putz" an den Schleimhäuten muß **aufgeweicht, gelockert, porös gemacht werden.**

Dies ist notwendig, damit die eigentlichen Reinigungskräfte - die Darmbesen - überhaupt angreifen können.

Die pflanzlichen Lösungsmittel für stagnierenden Stuhl

A: Heilkräuter-Lösungsmittel
Brennessel, Haferstroh (Avenae herba), Rosmarin (vorsichtig dosieren), Spitzwegerich (unbedingt einplanen!).

Die aufgeführten Pflanzen(-Auszüge) sollten als Tee, besser noch als Pulver (zermahlene, getrocknete Blätter) oder noch wirkungsvoller - wenn verfügbar - roh oder als Frischpflanzensaft verwendet werden. Geringe Mengen davon genügen. Sie können die gemahlenen oder kleingehackten Pflanzenteile beispielsweise den Speisen wie Gewürze beigeben. Schonend gewonnene, frische Preßsäfte gibt es im Reformhaus, in der Apotheke und im Bioladen.

Infrage kommen zu diesem Zweck auch: Gelbe Ampferwurzel, Gummi arabicum (= Harz; das getrocknete Sekret einer Akazien-Baumart), Irisches Moos, Veilchenblüten (gelten in der Naturheilkunde auch als leichtes Abführmittel), Vogelmiere.

Bestimmte Heilkräuter, die zu diesem Zweck empfohlen werden, haben wir wegen unerwünschter Nebenwirkungen in diese Liste nicht aufgenommen. Dies gilt z.B. für Aloe (reizt die Schleimhäute), Alant (löst relativ oft allergische Reaktionen aus).

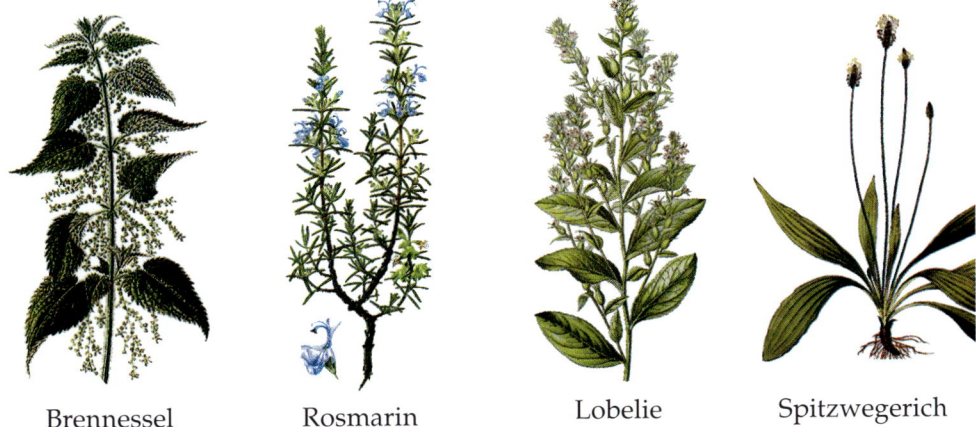

| Brennessel | Rosmarin | Lobelie | Spitzwegerich |

Verstopfung? Tees oder Frischpflanzensäfte aus Brennessel, Rosmarin und Spitzwegerich schaffen Abhilfe. Bei der allgemeinen Darmreinigung darf auch die Lobelie nicht fehlen

Schlüsselpflanzen zur Darmreinigung

• Lobelie (Lobelia inflata)
• Spitzwegerich (Plantago major und P. lanceolata)

Eine dieser Pflanzen sollte immer bei entsprechenden Reinigungs-Kur-Kräutermischungen enthalten sein, weil sie synergetisch wirken, also die anderen enthaltenen „Darmputzer" in ihrer Wirkung verstärken.

Die Lobelie stammt - wie Topinambur, Sonnenblume und viele andere inzwischen bei uns heimischen Gewächse - aus (Nord-) Amerika. Bekannt ist sie als Asthma-Volksheilmittel. Allerdings: In hoher Dosierung sollte das Kraut nicht eingenommen werden, da es dann schaden kann. Auch gibt es Unterarten der Pflanze, die narkotisierend wirken (L. tupa).

Gegen den Spitzwegerich dagegen gibt es sicherlich keine Einwände und Bedenken. Junge Wegerich-Blätter kann man als Wildsalat zubereiten. Vom Spitzwegerich ist bekannt, daß er beruhigend auf den Darm einwirkt, die Darmschleimhaut nicht irritiert und den Tonus wiederherstellt.

Beim Flohsamen, dem ebenfalls in unserem Ratgeber empfohlenen Massebilder mit leinsamenähnlicher Wirkung, handelt es sich übrigens auch um eine Wegerich-Art (Samen der Pflanze Plantago afra und anderer Varietäten davon).

Aufmöbelung für die müde Verdauung
Yogi-Gewürztee (nach I. Münzing-Ruef)

Dazu brauchen Sie
1 Eßlöffel Kardamom-Samenkapseln
1 kleine Zimtstange
1 bis 2 Nelken
2 dünne Scheiben frischen Ingwer und
eine kleine Menge unbehandelter Zitronenschalen.

Die Kardamomkapseln werden einige Minuten lang in etwa 250 ml Wasser gekocht. Danach gibt man die restlichen aufgeführten Zutaten hinzu, kocht alles nochmals kurz auf, deckt den Topf ab und läßt den Inhalt ziehen. Nach 60 oder 90 Minuten gibt man das Ganze durch ein Sieb.

Wer beispielsweise Probleme mit Blähungen hat (sie können sogar starke, herzinfarktähnliche Beschwerden machen = Roemheld-Syndrom), wird oft schon nach einem oder zwei Gläschen des Yogi-Tees eine Erleichterung verspüren. Die beigefügten Zutaten versprechen darüber hinaus einen merklichen reinigenden Effekt auf die Darmschleimhäute.

B: Obst-Gemüse-Lösungshilfen

Unterstützen kann man die Lösung von Darmschlacken durch bestimmte Gemüsespeisen und Obstkuren.

4 mittelgroße Strauchtomaten, gewaschen, jeweils in 8 Teile zerkleinert, bilden eine sehr schmackhafte Mahlzeit und unterstützen die Lösung von stagnierendem Stuhl ganz vorzüglich. Ähnliches gilt für Zucchini und Schnittlauch, alles natürlich nur dann, wenn es roh verzehrt wird.

Im Herbst: Traubenkur. 1 kg Trauben, gut gewaschen, über den Tag verteilt essen.

Schritt 2: Die Ausleitung der Ablagerungen

Ist der Darm bzw. die darauf befindliche fehlplacierte Beschichtung auf diese Weise vorbehandelt, dann können wir die verschiedenen bereits beschriebenen Verfahren einsetzen, um die aufgeweichten Krusten auszuscheiden:

Sehr intensiv ist natürlich die **Colon-Hydro-Therapie.** Dazu muß man sich jedoch in Behandlung begeben, einen entsprechend ausgerüsteten Experten aufsuchen und 10 bis 20 Sitzungen einplanen.

Ohne Zweifel ebenfalls hochwirksam ist der **Große Einlauf,** falls die im entsprechenden Kapitel aufgeführten Hinweise beachtet werden. Wir können sehr viel besser von solchen Reinigungsaktionen profitieren, wenn die Darmschlacken bereits gelöst sind. Blieben zuvor die Einläufe vielleicht enttäuschend, weil sie nicht kräftig genug „durchschlugen", so stellt sich der erhoffte Erfolg wahrscheinlich nun endlich ein.

Nutzen sollten wir auch, was wir über die salinischen Wässer gelernt haben: Sie durchspülen den Darm in der normalen, dafür vorgesehenen Richtung, reizen die Darmschleimhaut nicht oder nur ganz geringfügig, erzeugen jedoch einen entlastenden Sog, der nicht nur die aktuellen Verdauungsrückstände zügig hinausbefördert, sondern auch das gelockerte, poröse, aufgequollene Schlackengut in Darmbuchten und Nischen angreift, erfaßt und aus dem Körper schleust.

Reflexzonentherapie über den Darm?

Die Kunde davon kam aus den USA, die Sache selbst ist aber - wir wollen es gleich vorausschicken - durchaus umstritten und von der Schulmedizin natürlich in keiner Weise anerkannt.

Gemeint ist hier die Vorstellung, daß es auch im Dickdarm bestimmte, abgegrenzte Areale gibt, die reflektorisch mit anderen Körperteilen und -Organen verbunden sind, wie dies etwa bei den Fußreflexzonen der Fall ist.

Ein vehementer Vertreter dieser Hypothese war Dr. Norman W. Walker, der einen eigenen Atlas der Reflexzonen im Dickdarm erstellte.

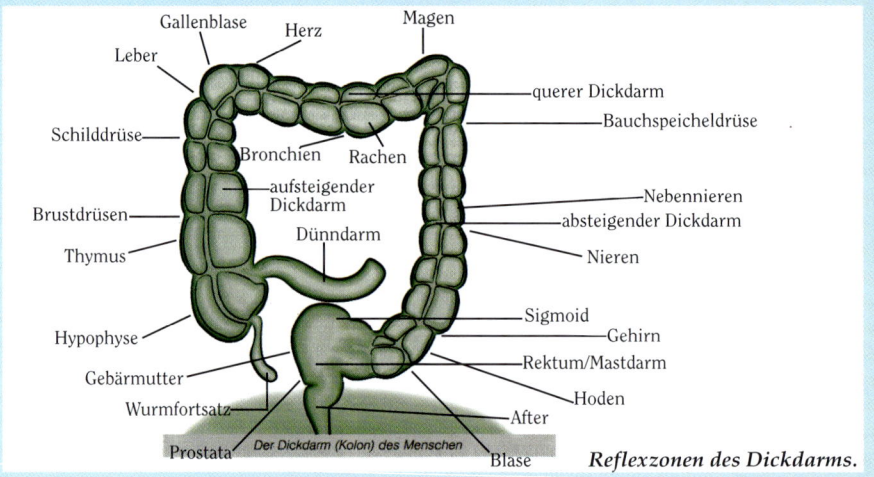

Reflexzonen des Dickdarms.

Solche Überlegungen sind nicht nur müßige Gedankenspielerei. Die Behandler gehen vielmehr davon aus, daß durch eine gründliche Entlastung des Darms viele Beschwerden verschwinden, die durch solche Fernwirkungen hervorgerufen wurden (reflektorische Beeinflussung und Störung anderer Organe - z.B. Augen, Geschlechtsorgane, Haut - durch verschlackte Bezirke des Dickdarms). So nimmt man beispielsweise an, daß Kotsteine im Bereich des Blinddarms zu Beschwerden der Nebenhöhlen des Kopfes (Nase, Ohren, Augen) führen können.

Wie man sich nun zu solchen - vermuteten und in der praktischen Arbeit vielfach bestätigten - Ansichten stellen mag: Sie sind ein Argument mehr dafür, die gründliche Darmreinigung - am besten gleich als „Sanierung" - tatkräftig, zügig und zielstrebig ins Auge zu fassen.

Tatsache ist: Wird der Darm umfassend saniert (Schlacken, Fehlbesiedelung, Eigenbeweglichkeit), dann bessert sich nicht nur die Verdauung. Die Beobachtungen, Erfahrungen der Patienten sind vielmehr oft geradezu frappierend und verblüffend vielfältig: Hartnäckig quälende Beschwerden (ob nun Migräne, Gelenkbeschwerden oder Atemnot), ein allgemeines Gefühl der Bedrückung und Belastung, leichte Ermüdbarkeit, Konzentrationsschwäche, vorzeitige Alterserscheinungen - alles dies fällt gar nicht selten „mit einem Schlag" vom Betroffenen ab.

Der Grund dafür mag z. T. in energetisch-reflektorischen Phänomenen zu sehen sein. Die eigentliche Erklärung liegt aber darin, daß der Darm eben die „Wurzel der Pflanze Mensch" (F. X. Mayr) ist. Führen wir über sie - wie so häufig - verdorbene Säfte in den Körper, dann kümmert die Pflanze, bringt keine schönen Blüten hervor und muß vorzeitig verwelken und zugrunde gehen. Sprudeln plötzlich die Quellen des Lebens rein, unverfälscht und mit der natürlicherweise vorgesehenen Kraft, erfahren wir möglicherweise so etwas wie eine Neugeburt, und dies mitten oder auch schon spät im Lebenslauf, mit dem Ergebnis einer vollkommenen Gesundheit und einem Optimum an Wohlbefinden.

Die Clean-Me-Out-Methode

Begründet wurde sie von dem amerikanischen Arzt Dr. Richard Anderson und einem Medizinmann mit dem fast schon ironisch-parodistisch klingenden Namen „Weiße Medizin-Krähe". Es handelt sich um eine Methode zur Selbstheilung, die bei ganz unterschiedlichen Krankheiten helfen soll.

Kombiniert werden dabei
1. weitgehend naturbelassene Ernährung,
2. eine entspanntere seelische Grundhaltung und
3. sehr intensive Maßnahmen der Darmreinigung.

Letzteren Effekt versucht man durch eine besondere Kräutermischung („Chomper") zu erreichen. Ihr wird nachgesagt, sowohl verhärtete Schlacken, Verkrustungen im Bereich des gesamten Darmes zu lösen und auszuscheiden wie auch alle an der Verdauung beteiligten Drüsen und Organe zu stimulieren.

Ein weiteres Präparat („Herbal Nutrition") versorgt den Körper mit Spurenstoffen aus pflanzlichen Quellen (Vitamine, Mineralstoffe, Enzyme, Aminosäuren) und wirkt gleichzeitig entsäuernd.

Ergänzende Elemente der Reinigung sind sog. „Shakes", bestehend aus verdünntem Obst- und Gemüsesaft, Lava-Heilerde (Vulkanasche) und feinvermahlenem Flohsamen. Diese Mixtur wird mehrmals täglich eingenommen.

Abgerundet wird das Programm durch ein Bakterienpräparat zur Wiederauffrischung der Darmflora („Flora Grow"), das die „wichtigsten sieben Bakterienstämme" enthält.

Während der Kur muß nicht gefastet werden (obwohl eine Zurückhaltung bei der Nahrungszufuhr natürlich die Wirkung steigert). Der Darm zeigt sich deutlich angeregt, was sich in häufigen täglichen Darmentleerungen äußert. Die Darmreinigung vollzieht sich nach Darstellung der Anbieter im gesamten Darmbereich (Substanzen und Ablagerungen von „glatter und dünner" Konsistenz auch aus dem Dünndarm).

Entsprechende Kuren können zu Hause durchgeführt werden oder, was natürlich nachhaltiger ist, im Zusammenhang mit sog. Clean-Out-Seminaren in der Gruppe (siehe Adreß-Anhang).

Easly-Darmreinigung

Diese Kur läuft ähnlich ab wie die Darmreinigung nach Gray oder das Clean-Me-Out-Programm. Auch hierbei werden dem Anwender fertige Präparate bzw. Kräutermischungen aus den USA angeboten, und dies alles wird zusammen mit Lavaerde und Flohsamenschalen (-Pulver) eingenommen, und zwar - um der Bequemlichkeit des Kunden entgegenzukommen - in Tablettenform. Bei solchen Selbstbehandlungen stellen sich täglich mehrere Darmentleerungen ein.

Problematische Besonderheit bei „Easly": Die betont eiweißreiche Zukost während der Kur. Wer hier den Anweisungen folgen möchte, muß auf pflanzliche Eiweißträger ausweichen. Hochwertiges nicht-tierisches Eiweiß enthält z.B. die Mikroalge Spirulina und besonders die originäre Bierhefe.

Kritische Verbraucher sind gefragt!

Vorsicht: Bei vielen Methoden der Darmreinigung wird mit besonderem Stolz auf die jeweils erreichte (hohe) Zahl der Darmentleerungen verwiesen und der Erfolg an der Masse der ausgeschiedenen Abfälle gemessen. Dies allein allerdings ist noch kein Verdienst und Kunststück. Denn in aller Regel gilt bei den Kuren kein strenges Fastenregime (wie ja auch beim Fasten durchaus Nahrung aufgenommen wird: Obst- und Gemüsesäfte; Gemüsebrühen).

Und man bedenke und überdenke: Es werden dabei zur Säuberung der Darmwände und für ähnliche Effekte Mischungen von Kräutern angeboten, über deren genaue Zusammensetzung man - wohlweislich? - einen geheimnisvollen Schleier der Verschwiegenheit ausbreitet. Grund dafür könnte ganz schlicht und einfach sein, daß darunter reichlich Heilpflanzen vertreten sind, die stark abführend wirken. Wenn dies der Fall ist, so handelt es sich bei den häufigen „Reinigungsausscheidungen" von Schlacken um nichts anderes als um ein Ergebnis, das auch mit – problematischen - pflanzlichen Abführmitteln leicht zu erzielen ist. Solche Effekte gleichen, wie wir gesehen haben, mutwilligen Darmschädigungen. Dies ist natürlich nicht Sinn und Zweck einer Darmreinigung und Regeneration des Verdauungsapparates. Fragen Sie also immer genau nach, was die Kräutermischungen und Kapseln konkret enthalten und ob sich darunter nicht etwa stark wirkende pflanzliche Abführmittel befinden. Ob dies der Fall ist, sollte z. B. Ihr Apotheker beurteilen können. Wenn Ihnen ein Anbieter (Hersteller, Händler) darauf die Antwort schuldig bleibt, gilt die Devise: Finger weg!

Darmreinigung und Heilfasten

Jedes (Heil-)Fasten muß mit einer gezielten Darmsanierung einhergehen (vorzugsweise Einläufe, salinische Wässer). Ziel der Großen Darmspülung ist es nicht, nur eine Darmentleerung herbeizuführen. Angestrebt wird vielmehr einmal die Wiederherstellung der natürlichen Darmfunktionen durch bestimmte Reize (Warm-Kalt u.ä.).

Zum anderen geht es jedoch ganz entscheidend darum, die Sünden und dadurch verursachten Ablagerungen der Vergangenheit abzutragen, den verschlackten und in seinen Aufgaben dadurch behinderten Darm von Grund auf zu reinigen, die Schleimhäute vom Kleister der allzu fetten und guten Jahre und üppigen Speisen zu befreien, sie wieder „atmen" zu lassen.

Deshalb unser dringender Rat: Verbinden Sie die Darmwäschen und jede andere Form der systematischen Darmreinigung mit einer (Teil-)Fastenkur - oder umgekehrt: Nutzen Sie die bewußte Einschränkung bei der Nahrung gleichzeitig dazu, im Darm neue Ordnung und Sauberkeit einkehren zu lassen.

Möglichkeiten zu solchen Fasten- und Entlastungskuren gibt es inzwischen in großer Zahl, und Ansprechpartner hierfür finden Sie in unserem großen Adreßteil im Anhang des Buches.

Es gibt Fasten-Enthusiasten, die jedermann regelmäßig, mehrmals pro Jahr eine Nahrungsenthaltung von 14 Tagen und mehr ans Herz legen. Soweit wollen wir nicht gehen. Weitgehender Verzicht aufs Essen bedeutet für den Körper natürlich einen Ausnahmezustand und kann als solcher zur „Operation ohne Messer" werden. Verbindet man dies mit einer Neuordnung der Ernährung, so läßt sich dadurch auch Übergewicht dauerhaft reduzieren. Außerdem läuft der Prozeß der Entschlackung sehr viel leichter ab, wenn sich Organismus und Stoffwechsel ganz auf die Ausscheidung angesammelten Ballasts, abgelagerter Rückstände und Giftdepots konzentrieren können.

Gleichzeitig müssen wir aber immer auch bedenken, daß zum Werk der Regeneration und Erneuerung die nötigen Bausteine für den Neuaufbau des „Tempels Körper" gehören. Ein Mindestmaß an Spurenstoffen zumindest (vor allem Coenzyme u.ä.) sollte deshalb zur Verfügung stehen.

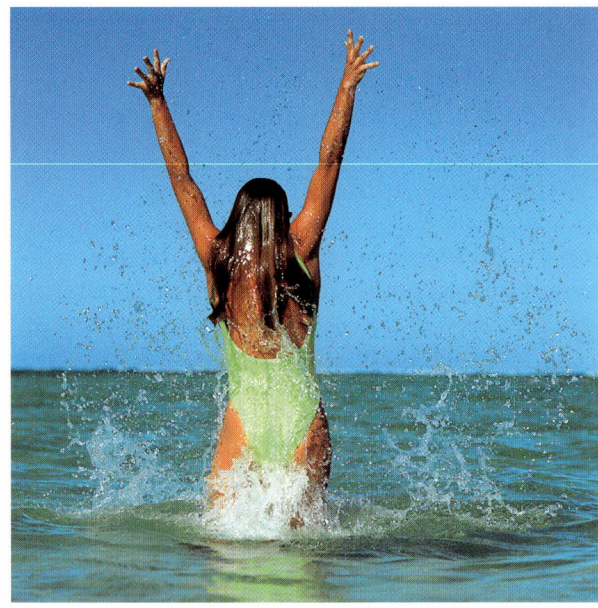

Durch und durch erfrischt, verjüngt und innerlich gereinigt fühlt man sich nach einer Fastenkur

Die Ideallinie zwischen dem Zuviel und dem Zuwenig trifft wahrscheinlich am besten das

Früchte-Fasten
Kurzbeschreibung: Über einen längeren Zeitraum - er kann von drei oder vier Tagen bis zu mehreren Wochen reichen - wird ausschließlich Obst gegessen. Oft sogar von einer einzelnen Art. Paradebeispiel dafür ist die Traubenkur, der man ausgesprochen therapeutische Wirkungen (sogar gegen Krebs) nachsagt. Bei der zuträglichen, optimalen Menge des zugeführten Obstes gibt es ebenfalls große Schwankungsbreiten. Sie kann pro Tag zwischen einem Pfund und 3 Kilo schwanken, aber grundsätzlich eher sparsam ausfallen (ein guter Kompromiß dürften 1,5 kg sein). Vorteilhaft ist es hierbei, viele kleine Mahlzeiten über den ganzen Tag zu verteilen.

Verbinden Sie die intensive Darmreinigung (Große Einläufe, CHT, Anwendung von Glaubersalz zur Durchspülung des Darmes in „naturgemäßer" Richtung) mit einem Teilfasten und ernähren Sie sich in dieser Zeit ausschließlich von rohen, frischen Früchten, teilweise - falls verfügbar - solchen der Saison und Region, vielleicht sogar frisch vom Biobauern.

Hauptkomponenten: Äpfel, Birnen, Bananen. Ergänzt durch Aprikosen (reife Früchte aus deutscher Ernte), Nektarinen, Pflaumen (sehr anregend für die Verdauung), Papaya, Kiwi u.ä.

Beachten Sie bei der Zusammenstellung, daß manche Obstsorten sehr sauer sind (z.B. Äpfel). Zu viele Fruchtsäuren können zu Verdauungsbeschwerden führen, die die (Teil-)Fastenkur unnötig belasten.

Trinken Sie dazu zusätzlich verdauungsfreundliche Tees (Kümmel- und Fenchelfrüchte, Pfefferminzblätter).

Nutzen Sie auch die wirkstoffreichen Energieschübe, die frischgepreßte Obst- und Gemüsesäfte dem Körper vermitteln können. Sie werden schnell resorbiert, bringen kaum schwer zu handhabende Substanzen mit ein (Eiweiß), enthalten alles, was der Zellstoffwechsel braucht und lassen doch der Verdauung Ruhe. Mit ihrer Hilfe lassen sich deshalb sanfte Formen des Fastens praktizieren, in deren Verlauf eine gründliche Darmsanierung eintreten kann, ohne daß damit sonstige Defizite (Zellstoffwechsel, Energieengpässe, Gehirntätigkeit) verbunden sind.

Darmreinigung bei Fastenkuren (Buchinger, Lützner)

Bevorzugt und bewährt:
• Glaubersalz, ca. 30 bis 40 g pro Anwendung in 500 bis 750 ml Wasser auflösen (0,5 g Salz pro kg Körpergewicht). Hilfreich: Etwas Himbeersaft dazu trinken, damit die nicht sehr süffige Mixtur leichter geschluckt werden kann.

Gelegentlich kommt auch
• Rizinusöl (Apothekenqualität) zur Anwendung. Zwei EL oder etwas mehr davon mit warmem Kräutertee einnehmen.
Schließlich setzt man auch hier alternativ auf
• Einläufe. So empfiehlt beispielsweise Dr. Heinz Fahrner, mit Kamillentee-Einläufen und Mengen von 1/2 bis 1 Liter Wasser zu beginnen. Besonders günstig wirken sich „Schwenkeinläufe" in Knie-Ellenbogen-Lage aus. Solche Einläufe sollten während der mehrwöchigen Fastenkur etwa dreimal wöchentlich durchgeführt bzw. durch salinische Darmreinigungen ersetzt werden.

Spezielle Fasten-Kuren zur Darm-Regeneration

Darmreinigungskur mit Olivenöl

Dabei handelt es sich um eine kleine Fastenkur von nur wenigen Tagen, die in den USA gerne angewandt wird. Man nimmt während dieser Zeit nur flüssige Nahrung zu sich, und zwar ausschließlich
• 4- bis 5mal täglich 1/2 Glas frischgepreßten Orangensaft zusammen mit 2 Eßlöffeln Olivenöl (nativ, erste Pressung).

Dazu werden Einläufe zur Reinigung des Mastdarms und zur Herbeiführung des Stuhlganges durchgeführt. Außerdem muß natürlich zusätzlich Flüssigkeit aufgenommen werden (stilles Mineralwasser).
Das Fasten hat die Aufgabe, den Darm frei von aktuell durch die Nahrung verursachten klebrigen, anhaftenden Substanzen zu halten. Mit Hilfe des Olivenöls versucht man, stagnierende, abgelagerte Schlacken zu lösen, die dann durch die künstlich herbeigeführten Entleerungen aus dem Körper herausgespült werden.

Fasten mit Heilerde

Ebenfalls in den USA häufig praktiziert werden Fastenkuren mit Tonerde. Dort ist es auch möglich, „Vulkanasche" (Bentonit, Bimsstein) zu diesem Zweck zu erhalten. Konkret bestehen solche Selbstbehandlungen aus einem etwa siebentägigen Säfte-Fasten, wobei Tonerde oder Vulkanasche zur Lösung abgelagerter Substanzen eingenommen wird. Darüber hinaus verwendet man noch Flohsamen. Letzterer dient als Mittel zum Abtransport der gelösten Ablagerungen im Darm. Auch diese Form der Darmreinigung wird begleitet von Einläufen, wobei man nicht selten zu aggressiven Zusätzen wie Kaffee greift und die Reinigungsprozedur über Stunden hinzieht.

Solchen Praktiken gegenüber sollte man allerdings eine gesunde Reserve behalten. Heilerde ist sicher wertvoll als Mittel zur Erhaltung der Darmgesundheit und zur Verhinderung von Ablagerungen (stagnierender Stuhl). Wie wir aber an anderer Stelle erfahren haben, besteht jedoch gerade bei solchen speziellen Heilerde-Anwendungen möglicherweise die Tendenz, daß alte Verklebungen nicht nur aufgeweicht, sondern als Ganzes von der Darmwand gelöst werden. Hier muß man vorsichtig beginnen und seine Reaktionen aufmerksam beobachten. Allzu harte, scharfkantige Bruchstücke können dem Darm schaden und sind nur sehr schwer gefahrlos auszuscheiden. Außerdem sollte der Darm nicht „malträtiert" werden. Er stellt einen empfindlichen Mikrokosmos für sich dar und reagiert schon auf sanfte Reize (ob bei Massagen oder Einläufen). Aggressive „Reiniger" in der Einlaufflüssigkeit sind üblicherweise absolut fehl am Platze.

Tip: Wir empfehlen an dieser Stelle zur regelmäßigen Darmpflege (nicht für „Roßkuren") beispielsweise die Grüne Mineralerde. Seit einiger Zeit gibt es auch im deutschsprachigen Raum Bezugsmöglichkeiten für „Vulkan-Heilerde" (kieselsaure Tonerde). Wer es unbedingt probieren möchte, kann also auch ein echtes „Vulkanasche-Fasten" durchführen (siehe Adreßanhang).

Die Kur nach Dr. F.X. Mayr

Porträt einer speziellen Therapie zur Sanierung des Verdauungstrakts

Der Schöpfer der Kur
Begründet wurde das Verfahren vom „Semmel-Doktor" Franz-Xaver Mayr (1875-

1965). Diese Titulierung klingt gewiß nicht sehr ehrerbietig, und doch war dies so gemeint: Der Sproß einer steiermärkischen Bauernfamilie aus Gröbming, Ennstal, brachte es damit zu internationalem Ruhm.

Es war jedoch nicht etwa eine originelle Mehlspeise, die ihn in vieler Hinsicht (fast) unsterblich machte, sondern die Einsicht, daß der moderne Mensch vor allem an einem Organ krankt: Dem Darm, dem Verdauungstrakt, der Wurzel seines Leibes und seiner Gesundheit. Darmträgheit, mißglückte Stoffwechselprozesse, so erkannte der bodenständige Arzt, war die Volkskrankheit schlechthin - vor 100 Jahren genauso wie heute -, und an der Malaise mit Magen&Darm laborierte praktisch ein jeder, der sich bei ihm in ärztliche Behandlung begab, ob nun wegen Kopfschmerzen oder Rheuma, kurzem Atem oder Hautausschlägen.

Die Schlüsselerkenntnis von Dr. Mayr

In der **Verstopfung** ist die eigentliche Ursache für die vielfältigen chronischen Leiden zu sehen, die den Wohlstandsbürger so hartnäckig heimsuchen.

Das Schlüsselerlebnis des Dr. Mayr

Der 1. Weltkrieg neigte sich seinem Ende zu. Dr. F. X. Mayr stand in jenen Tagen als

F.X. Mayr entdeckte sechs typische Körperhaltungen beim Menschen, die bereits krankhafte Prozesse darstellen: In der Habacht-Haltung (Abb. 1) beansprucht der chronisch überfüllte Verdauungstrakt mehr Platz, so daß die Brustwirbelsäule gestreckt und das Zwerchfell hochgestellt wird.

In der Anlaufhaltung (Abb. 2) vergrößern die chronisch erschlafften Därme mit vermehrtem Bauchhöhleninhalt den Bauchraum, der Oberkörper neigt sich vor.

Bei der Entenhaltung (Abb. 3) verlagert der vergrößerte Bauchraum das Becken nach hinten. Häufig erlebt man Sodbrennen, Gallenleiden oder Hämorrhoiden.

Bei muskelschwachen darmgeschädigten Menschen sieht man oft die sogenennante lässige Haltung (Abb. 4). Hochgradig ist die Darmerschlaffung und Kotfüllung bei der Sämannshaltung (Abb. 5). Bei der Goßtrommelträgerhaltung schließlich läßt die enorme Vermehrung des Bauchinhalts durch Gas- und Kotfüllung sowie Lymphstau den Hals verschwinden. Die Lendenwirbelsäule ist oft eingeknickt und verursacht Ischias- und Bandscheibenbeschwerden.

Militärarzt nahezu auf verlorenem Posten. Denn der Nachschub an Lebensmitteln für sein Lazarett und die dort versorgten Verwundeten stockte. Wo nichts war, konnte nichts zubereitet werden. So entschloß er sich, die Vorräte zu „strecken", indem er Fastentage und Kleinstportionen an altbackenem Weißbrot zusammen mit Haferschleim verordnete. Dabei stellte sich eine ganz überraschende Beobachtung ein, die im diametralen Widerspruch zum (damaligen) gesunden Medizinerverstand stand: **Die Kranken lebten unter dieser „Kost" geradezu auf.** Von Entkräftung keine Spur - die „siechen" Anbefohlenen gebärdeten sich zur Verblüffung von Ärzteschaft und Pflegepersonal plötzlich wieder munter, agil, vital, unternehmungslustig - wie neugeboren.

Die Varianten der Mayr-Kur
Aus seinen Lazarett-Erfahrungen formte Dr. Mayr seine Milch-Semmel-Kur, entwickelte sie in den folgenden Jahrzehnten fort und praktizierte die neue Therapieform zuerst in Karlsbad und später in Wien mit großem Erfolg und prominentem Zuspruch (so zählte Konrad Adenauer beispielsweise zu seinen berühmten Patienten). Nach seinem Tod wurde das Verfahren vor allem von Dr. med. Erich Rauch in Maria Wörth-Dellach fortgeführt und in mehreren Standardwerken popularisiert.

Kuren nach Dr. Mayr finden heute hauptsächlich in zwei Varianten statt, nämlich als **„Heil- und Teefasten"** sowie als **„Schon- und Säuberungskur mit Milch-Semmel-Diät".** Dazu gibt es jedoch – je nach individuellem Untersuchungsbefund beim Patienten – zusätzliche Schonkostformen wie etwa eine **„Milde Ableitungsdiät".** Die Kur des „Semmel-Doktors" ist also sehr viel differenzierter als man gemeinhin meint.

Die Praxis der Mayr-Kur
Dazu kann auch ein **strenges Fasten** zählen, bei dem nur Kräutertee (ggf. mit Zitronensaft und wenig Honig), Mineralwasser und klare Gemüsebrühe getrunken wird.

Die Darmreinigung erfolgt während des Fastens (von wenigen Tagen bis zu drei Wochen) durch saline Wässer. Besonderheiten des Mayr-Fastens sind die spezielle Diagnostik im Bereich der Verdauungsorgane und eine geradezu penible Kontrolle der dort bewirkten Veränderungen und Verbesserungen. Hinzu kommt eine von Mayr entwickelte manuelle Bauchbehandlung (Anregung der Darmtätigkeit, Verbesserung des Lymphflusses, Blutreinigung u.ä.).

Im Mittelpunkt der eigentlichen **Mayr-Kur** stehen aber natürlich die berühmten **Semmeln.** Sie müssen altbacken und richtig gelagert (luftgetrocknet) sein, etwa 2 bis 4 Tage alt und in ihrer Konsistenz „derb-elastisch". Nur so verfügen sie über den richtigen Quellwert und ermöglichen es, die kleinen Bissen ausdauernd zu kauen - was für die Regeneration des Verdauungsapparates (und dieser beginnt ja bereits im Mund) von großer Bedeutung ist.

Die Semmel wird in schmale Streifen geschnitten, von denen man jeweils nur einen kaut und einspeichelt. Ist dies ausreichend geschehen (30 bis 50 x oder noch öfter kauen, bis der Brei süß schmeckt), saugt man von einem Löffelchen etwas **Milch** („sippeln"). Die Milch-Semmel-Mischung wird nun im Mund weiter gekaut - auch dies mit voller Konzentration und nicht so nebenbei beim Zeitungslesen -, und man achtet dabei besonders auf die neuartigen, im Verlauf des Kauens sich einstellenden Geschmacksempfindungen, die mit der Erschließung der Nährstoffe (Stärke wird zu Zucker umgewandelt) verbunden sind.

Zu beachten: Die Milch wird nicht „getrunken", immer nur gegessen. Und sie wird nie isoliert zu sich genommen, sondern stets und ausschließlich dem durchspeichelten Semmelspeisebrei hinzugefügt. Gegessen wird überdies nur bis zum Erreichen eines leichten Sättigungsgefühls, es gibt keine starr festgelegten Portionen oder Rationen.

Dieses Kernstück der Therapie, das es ermöglichen soll, die Verdauungsorgane zu entlasten und dadurch zu regenerieren, wird eingerahmt von einem reichhaltigen therapeutischen Begleitprogramm, zu dem reichlich Flüssigkeitszufuhr (Mineralwasser, Kräutertees), eine unterstützende Darmsäuberung nebst Darmmassage nach Mayr sowie die Anwendung von Entspannungstechniken gehören.

Darm-Säuberungs-Rezeptur der Mayr-Kur

Kurmittel ist hierbei das Bittersalz (Magnesiumsulfit). Zutaten pro „Durchlauf":
1 gestrichener Teelöffel Bittersalz
1/4 Liter warmes Wasser
5 Tropfen Zitronensaft zur Geschmacksverbesserung

Man verrührt das Bittersalz in Wasser und gibt den Zitronensaft dazu. Dies ergibt ein Getränk von „grapefruitähnlichem, bittersäuerlichem Geschmack", wie ein Mayr-Therapeut sehr wohlwollend urteilt. Getrunken wird die Mixtur dann frühmorgens, auf nüchternen Magen, am besten gleich nach dem Aufstehen.

Wichtig: Nicht gleich frühstücken, sondern warten, bis die Salzlösung den Magen wieder verlassen hat, was nach längstens 45 Minuten der Fall sein sollte.

Vorzüge dieser altbewährten Säuberungsmaßnahme:
• Die aufgenommene Flüssigkeit entspricht im Hinblick auf die Salzkonzentration etwa den Verhältnissen im Blut.
• Es wird im Körper und den oberen Darmabschnitten (vor allem Dünndarm) eine starke Strömung erzeugt, die sich in natürlicher Richtung durch den Verdauungstrakt ergießt.
• Mayr-Therapeuten gehen davon aus, daß die Darmwände durch die salinischen Wässer nicht gereizt werden.
• Gleichzeitig löst die durchrieselnde Flüssigkeit „allmählich dort haftende, oft zähklebrige bis verkrustete Kotreste ab und schwemmt sie dem Darmausgang zu (Dr. med. Erich Rauch).

Die Molke-Kur

Molke weist einige Besonderheiten auf, die sie für unseren Zusammenhang interessant erscheinen lassen.

Eine Vorbemerkung sei vorausgeschickt, um Mißverständnisse zu vermeiden:

Milch und Milchprodukten begegnen wir in diesem Ratgeber an verschiedenen Stellen. Hinsichtlich der Ernährung wird dabei von einem Verzehr eher abgeraten, zählen sie doch zu den schleimbildenden, mukoiden Nahrungsmitteln.

Bei der Mayr-Kur andererseits schätzt man die Milch - aber eben doch in einer ganz eigenen Form, die nichts gemein hat mit den üblichen Verwendungen: Dort wird die Milch in kleinsten Portionen „gesippelt", also nur zum verflüssigten Semmelbrei hinzugeschlürft, danach nochmals ausgiebig gekaut und erst dann in die tieferen Verdauungsabschnitte entlassen.

Molke ist auch ein Milch-Produkt - und mit Sicherheit das bei weitem unproblematischste. Denn hier haben wir es nur mit dem wässrigen Auszug aus Kuhmilch zu tun (möglich wären auch Ziegenmilch oder Schafsmilch - beide sind aber praktisch kaum zu bekommen, und erst recht keine daraus bereitete Fertigmolke). Diese Substanz ist sehr eiweißarm und das enthaltene Protein ist darüber hinaus um einiges leichter verdaulich als das Vollmilch-Eiweiß. Überdies erweist sich die Flüssigkeit als praktisch fettfrei, bietet also für den Stoffwechsel eine Erholung und eignet sich besonders gut als Fastengetränk oder flüssige Fastenspeise. Im Zentrum der Wirkung von Molke steht die günstige Beeinflussung der Verdauungsfunktionen, die Beseitigung von Verstopfung und die Anregung der Leber-Galle-Funktion.

Grundrezept für eine originäre Molke-Kur:
Standardprogramm: Fasten mit 1 Liter Molke, getrunken in etwa 7 Portionen über den Tag verteilt. Dazu reichlich Kräutertee, vor allem den bitterstoffreichen Löwenzahn und die entgiftende Brennessel. Außerdem noch Schafgarbe und Weißdorn. Früher auch im Fastentee vertreten: Schöllkraut - davon sei aber wegen der Giftigkeit des Krauts ausdrücklich abgeraten.

Tagesprogramm einer Intensiv-Molke-Entschlackungskur mit Frischpflanzensäften und Kräutertee
Morgens: 2 Tassen Kräutertee (Bärentraube, Brennessel, Pfefferminze), Großer Einlauf.

Als Frühstück 1 Glas Molke mit Löwenzahn-Frischpflanzensaft (ca. 20 ml).
Bei Hungergefühl: Mineralwasser trinken.

Gegen Mittag: 1 Glas Molke mit zwei EL Schafgarbe-Frischpflanzensaft.

Am Nachmittag: 1 Glas Molke mit zwei EL Artischocken-Frischpflanzensaft.

„Abendmahlzeit" 1 Glas Molke mit zwei EL Löwenzahn-Frischpflanzensaft.

Dazwischen mehrmals einen Aufguß der Morgentee-Mischung trinken. Es eignen sich aber auch andere Kräutertees, je nach Geschmacksrichtung (Kamille, Fenchel, Kümmel u.ä.).

Die Schroth-Kur

Anders als beim Fasten oder der Mayr-Kur, steht beim Heilverfahren nach Johann Schroth die **Darm**-Entschlackung nicht im Vordergrund. Man warnt hier sogar ausdrücklich vor „drastischen Abführmethoden".

Zu Beginn der Kur erhält der Gast allerdings aus gutem Grund eine Pflaumensuppe gereicht, was die alsbaldige Darmentleerung zwar nicht garantiert aber doch fördert (durch die enthaltenen Ballaststoffe und das Sorbit).

Wenn sich im Verlaufe der Kur dann eine Stuhlverstopfung einstellen sollte, werden Glycerin-Zäpfchen oder Mikroklistiere empfohlen, um die empfindliche Darmflora nicht zu irritieren. Sollten diese Maßnahmen nichts fruchten, kann in Ausnahmefällen auf pflanzliche Abführmittel zurückgegriffen werden.

So empfehlenswert und nützlich die Schrothkur im allgemeinen auch sein mag: Auf dem speziellen und sehr wichtigen Sektor der ganzheitlichen Darmreinigung ist sie ergänzungsbedürftig und weist einigen Nachholbedarf auf. Denn der vertretene Grundsatz, daß es genauso normal ist, „dreimal am Tag Stuhlgang zu haben wie auch nur an jedem dritten Tag" (Vera Brosig) ist unphysiologisch und widerspricht aller Erfahrung mit naturgemäßer - dem Menschen seiner Herkunft nach eigentlich zugedachter - Kost (und steht im übrigen auch im Gegensatz zu den Beobachtungen, die man überall im Tierreich machen kann).

Ayurveda und Darmreinigung

Der Ferne Osten hat die moderne Naturheilkunde mit vielen Anregungen und Methoden inspiriert. Man denke nur an Heilweisen wie Akupunktur oder Qigong. Von ganz besonderer Ausstrahlungskraft hat sich dabei jedoch das Ayurveda erwiesen, mit seiner ganzheitlichen Auffassung vom Heilungsgeschehen und dem Menschen als „zusammengesetztem Wesen" aus verschiedenen energetischen Grundprinzipien (den „Drei Doshas"), die ständig ausbalanciert sein wollen und im Zustand der Harmonie und nichtblockierter Energien dann „Gesundheit" produzieren.
Die altindische Heilweise - eigentlich eher ein ganzes System an unterschiedlichen Praktiken - hält auch für unser spezielles Thema, also die Darm-Säuberung von

Grund auf und Regeneration aller an der Verdauung beteiligten Organe, wertvolle Anregungen bereit:

Das Ayur-Vedic-Colon-Cleaning (Shank prakschalana)

Kernstück des Verfahrens ist ein abführendes Kräutergemisch aus alter indischer Rezeptur, das **Malashudi churna-Pulver.** Es setzt sich zusammen aus Meersalz sowie Heilpflanzenextrakten, die die Ausscheidungsvorgänge (Lebertätigkeit, Nieren) anregen. Das Pulver wird in Wasser aufgelöst, getrunken und soll den Verdauungskanal durchströmen, ohne resorbiert zu werden. Dabei, so die Einschätzung der Ayurveda-Therapeuten, werden „verhärtete Schleimreste und Krusten abgetragen". Damit dies gelingen kann, werden nach dem Trinken der Cleaning-Mischung vier einfache Yoga-Übungen durchgeführt.

Für die gesamte Reinigungs-Zeremonie sind mehrere „Durchläufe" (Regel: etwa 6 an der Zahl) notwendig, bis der Reinigungseffekt auch deutlich sichtbar ist, d.h. „die Kräuter-Salz-Mischung genauso klar ausgeschieden wird wie sie aufgenommen wurde". Aus diesem Grund nimmt das ayurvedische Colon-Cleaning auch bis zu zwei Stunden in Anspruch, wobei nach jedem einzelnen Durchgang (= Trinken einer Tasse des Gemisches+Durchführung der 4 Yoga-Übungen) eine Darmentleerung erfolgen sollte.

Da die mehrfache Einnahme der „Kräuter-Salz-Suppe" den Darm austrocknen kann, wird dazu geraten, gleichzeitig einen Öl-Einlauf zu machen.

Dazu verwendet man 240 ml Sesamöl und ein Klistier.

Allerdings: Dies vermag natürlich nur die unteren Darmabschnitte „rückzufetten". Um der Austrocknung entgegenzuwirken, empfiehlt man deshalb eine besondere Speise, die nach Durchführung der Darmreinigung die Prozedur abrundet: Ein **Reisgericht** mit reichlich **Geeh** (= Butterschmalz).

Mit Hilfe des Ayur-Vedic-Colon-Cleaning soll über einen Zeitraum von mehreren Wochen eine gründliche Säuberung des Verdauungstraktes möglich sein, wobei die Cleaning-Kur dreimal wiederholt wird und zwischen den einzelnen Anwendungen mindestens 8- bis 10-tägige Pausen eingelegt werden sollten.

Offene Fragen: Werden beim Cleaning nur die aktuellen Verdauungsreste aus dem Darm ausgeschieden oder tatsächlich auch die abgelagerten Altschlacken erfaßt? Letzteres ist schwer vorstellbar, und man sollte sich nicht auf eine solche einzelne Anwendung verlassen, wenn es um die wirkliche Sanierung und Regeneration des Darms und der Verdauungsorgane geht.

Die Methode des Ayurveda-Colon-Cleaning kann nicht uneingeschränkt empfohlen werden, weil man aus der Zusammensetzung des dabei verwendeten Pulvers ein Geheimnis macht. Natürlich ist dieser Aspekt für die Beurteilung der Eignung und der Harmlosigkeit des Reinigungstrunks von großer Bedeutung.

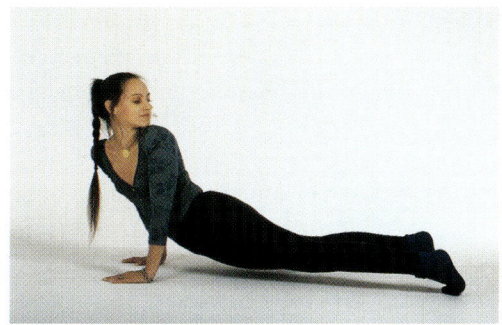

Vier einfache Yoga-Übungen sorgen beim „Ayur-Vedic-Colon-Cleaning" dafür, daß der Kräutertrank seine optimale Wirkung im Bauch entfalten kann

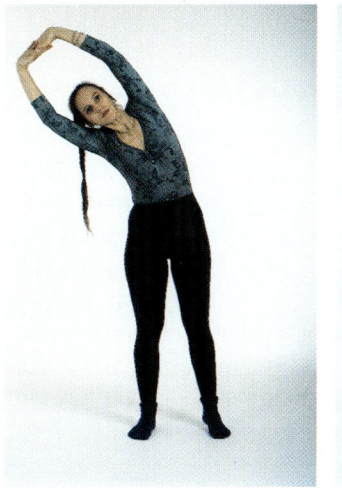
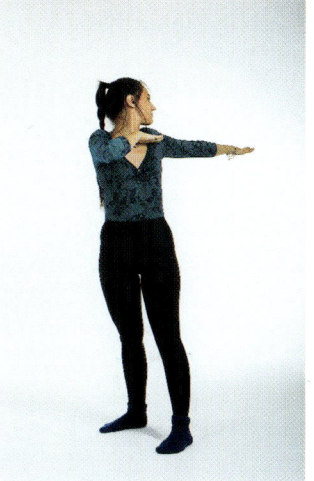
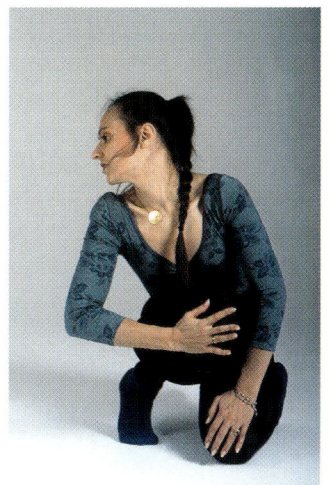

12. Kapitel
Die richtige Ernährung zur Darmreinigung

Regenerationskur für den Dickdarm per Speisezettel

Der Darm ist nur so gesund und funktionstüchtig, wie wir es durch unseren Speisezettel zulassen. Wer die Verdauungswege mit naturbelassener Nahrung versorgt und bestimmte verschleimende Nahrungsmittel (weitgehend) meidet, kann sofort spüren, wie die Selbstreinigungs-Mechanismen im Körper greifen. Ein Kompaß, hier die richtige Wahl zu treffen und im Labyrinth der Diäten nicht fehlzugehen, soll dem Leser mit dem folgenden Kapitel an die Hand gegeben werden.

Wer den Darm dauerhaft gesund erhalten will, muß vor allem darauf achten, was er ihm zumutet. Hier gilt uneingeschränkt die Devise: „Auswahl, Quantität, Qualität, Zubereitung und Zusammensetzung der Nahrung sollten daher die höchste Aufmerksamkeit gewidmet werden" (Dr. med. Sigrid Das).
Denn ob nun Hämorrhoiden, Divertikel, Darmkrebs oder andere Formen von Darmleiden - für alle diese verschiedenartigen Ausprägungen von tiefsitzenden Störungen im Verdauungstrakt gibt es einen großen Übeltäter: die Ernährung. Dies ist keine Vermutung, sondern bittere Wahrheit. Die Indizien, von der Wissenschaft (Medizin, Ernährungslehre) in 100 Jahren intensiver Forschung zusammengetragen, sind geradezu erdrückend. Viele handfeste Beweise für diese Auffassung hat vor allem der britische Chirurg Dennis Burkitt überall auf der Welt gesammelt.

Glasklares Ergebnis: Die erwähnten Erkrankungen sind überall dort gänzlich unbekannt, wo sich Menschen nach überkommener Sitte natürlich, mit großen Anteilen an faserreicher Frischkost und weitgehend ohne tierisches Eiweiß sowie raffinierte Kost nähren. Sie werden jedoch sofort zum Massenphänomen, wenn sich hochverarbeitete Nahrung, also unser westlicher Speisezettel mit seinen prekären Besonderheiten (hoher Anteil an erhitzter, fetter Kost, großer Milch- und Käseverzehr, Fleisch- und Wurstkonsum u.ä.) durchsetzt.

Weiter vorn haben wir erfahren, daß Mensch und Mikrobe eine - im positiven Falle - symbiotische Lebensgemeinschaft bilden, eine Verbindung zu gegenseitigem Nutzen eingehen.

Wir erwarten in alter Vertrautheit von den Bakterien, ohne uns dessen bewußt zu sein, diverse Hilfsleistungen. Sie produzieren beispielsweise bestimmte Vitamine, halten das Darmmilieu frei von gefährlichen Erregern, entgiften den Darm, bilden einen Schutzfilm auf der Darmschleimhaut etc.

Aber: Symbiose heißt **gegenseitiges** Geben und Nehmen. Wir haben auch eine Bringschuld gegenüber den einzelligen Mitbewohnern und Hütern unseres Leibes. Diese Bringschuld tragen wir mit Genuß ab: in Form der Speisen, die wir zu uns nehmen. Tilgen können wir unsere Verbindlichkeiten dabei allerdings nicht mit Schnitzel und Sauerbraten, sondern nur mit ballaststoffreicher Obst-Gemüse-Kost, möglichst roh und wenig verändert verzehrt.

Die übliche „abwechslungsreiche Mischkost" bewirkt nur eines: langfristig eine Überschuldung und schließlich den Offenbarungseid in Gestalt chronischer, ernster, lebensverkürzender Erkrankungen. Viele Krankheiten nehmen Ihren Ausgangspunkt im Darm. Dabei spielt die - von uns selbst mit Messer und Gabel verursachte - Dysbiose (Dysbakterie), also die Fehlbesiedelung des Verdauungstrakts mit den falschen Mikroben eine große Rolle.

Wie Sie Ihre spezielle Darmbakterien richtig füttern, damit die guten gedeihen und den bösen ihre Grenzen aufgezeigt werden, zeigt unsere weiter hinten aufgeführte Aufstellung.

Im folgenden stellen wir mukoide und nichtmukoide Lebensmittel etwas ausführlicher vor. Dies tun wir deshalb so gründlich, weil Sie mit diesem „Ernährungs-Kompaß" gleichzeitig einen Speisezettel für Ihre persönliche Dickdarm-Regenerations-Kur aufstellen können. Was es mit den speziellen Begriffen auf sich hat, haben Sie bereits erfahren. „Mukoid" heißt soviel wie schleimbildend - und eine solche Wirkung wollen wir im Verdauungskanal verhindern, da damit viele ungünstige Folgen verbunden sind.

Schleimhäute sollen / müssen immer feucht sein. Sie sondern einen Flüssigkeitsfilm ab, und dies geschieht ganz natürlicherweise auch im Darm. Er soll ermöglichen, den Darminhalt gleitend und zügig durch die Schlingen hindurchzuflößen.

Gesunder Schleim bildet eine glitschige Oberfläche im Darm.
Bei einer Ernährung, die zu erheblichen Teilen aus Fleisch- und Milchprodukten, Eiern u.ä. besteht, verändert sich die Konsistenz der abgesonderten Gleitsubstanz. **Der Schleim wird leimartig-klebrig und haftet leicht in Verbindung mit den Nahrungsresten an den Darmwänden an.**

Manche Gerichte und Nahrungsmittel müssen, soll der Darm intakt bleiben, (weitgehend) gemieden werden. Andere können uns sehr dabei unterstützen, ein vitalitätsspendendes, die „Leichtigkeit des Seins" zurückgebendes Darmmilieu zu installieren und aufrechtzuerhalten.

Gerade durch die Gegenüberstellung von mukoidbildender und nichtmukoider Nahrung erfahren wir sehr viel darüber, was für die Praxis einer darmgesunden Ernährung wichtig ist. Lesen Sie diesen Abschnitt unseres Ratgebers deshalb auch als eine Art Wegweiser durch den Dschungel der unterschiedlichen und oft widersprüchlichen Ernährungsempfehlungen!

Einschränken! Meiden!

Die schleimbildenden Nahrungsmittel
Die Liste der mukoidbildenden Speisen deckt sich so ziemlich mit jener der **„Säurebilder",** also jener Nahrungsmittel, die im Körper zu einer Übersäuerung führen und den Säure-Basen-Haushalt aus dem Gleichgewicht bringen. Dazu zählen nach den Erkenntnissen von Robert Gray und vielen anderen Ernährungsforschern:

1. Milchprodukte (Kuhmilch), ob nun pasteurisiert oder roh. Sie stehen an der Spitze der mukoidbildenden Kost. Dies betrifft auch Sahne und Butter, Quark, Käse sowie die gesäuerten Erzeugnisse wie Joghurt oder Kefir. Sie alle, so die Erfahrung von Robert Gray und seinen Schülern, sind „üble Mukoidbilder". Ein deutlich geringeres schleimbildendes Potential soll dagegen Ziegenmilch (-Käse) aufweisen.

2. Fast gleichauf in der Liste mukoider Übeltäter liegen Fleisch(-Produkte), Eier und Fisch. Sie gehören zu den größten Zumutungen für Darm und Schleimhäute.

3. Soja-Produkte verschleimen nach den Tests, Erfahrungen und Erkenntnissen Robert Grays ebenso nachhaltig wie Eier, Wurst oder Milch, was vor allem auf ihre rasche Verderblichkeit zurückgeführt wird (diese ist wiederum durch den hohen Eiweißgehalt bedingt). Eine solche Einschätzung geben wir unter Vorbehalt weiter. Hier kann jeder selbst durch die Praxis erkunden, inwiefern die Vorbehalte oder Vor-Urteile zutreffen oder nicht. Andere Hülsenfrüchte (Bohnen, getrocknete Erbsen, Kichererbsen, Linsen) sind ebenfalls mukoidbildend, jedoch in deutlich abgeschwächter Intensität.

4. Als etwas weniger stark schleimbildend erweisen sich die Getreide, wobei Hirse das deutlich geringste mukoidbildende Potential aufweist.

Kleiner Exkurs zum Thema Cerealien: In der **Natürlichen Gesundheitslehre** (Sonnenkost, Fit for Life) gilt Getreide wegen des enthaltenen „Stärkekleisters" als schlimmster Darmzerstörer. Dieses Verdikt ist sicherlich überzogen und resultiert aus fehlerhaften Verwendungen der Körnernahrung. Man sollte jedoch auch bedenken, daß Getreide durchaus zu den Säurebildern unter den Nahrungsmitteln zählt. Auch hier gilt deshalb die Warnung für den Vegetarier: Beim Abschied von Fleisch, Wurst, Fisch, Eiern und eventuell auch Milchprodukten nicht alles auf eine Karte setzen (z.B. ganz auf Soja oder Getreide). Man wird Weizen, Roggen & Co. nicht gerecht, wenn man sie verdammt. Sie sollten aber gewiß auch nicht den Speisezettel von morgens bis abends dominieren (vom Müsli über Bratlinge bis Vollkorn- und Knäckebrot), wie dies heute in Vollwertkreisen zu beobachten ist. Auch Buchweizen (botanisch gesehen kein Getreide) wirkt mukoidbildend. Über andere „Pseudo-Getreide" wie Amaranth oder Quinoa liegen in dieser Hinsicht noch keine Erkenntnisse vor.

Die zuvor aufgeführte Bewertung der Lebensmittel deckt sich übrigens in großen Teilen mit Erkenntnissen und den Forschungsergebnissen einer Persönlichkeit, die man in der Alternativmedizin in ganz anderem Zusammenhang zunehmend schätzt und kennt: jenen von **Dr. Edward Bach,** dem Begründer der nach ihm benannten Blütentherapie. In den Jahren 1918-1920 forschte er als Bakteriologe über Zusammenhänge zwischen Darmflora und Gesundheit und kam dabei zum Schluß, „daß ungekochte Lebensmittel wie Früchte, Nüsse, Getreide und Gemüse die gesündeste Kost seien, da sie die Menge der im Darm produzierten Giftstoffe senken" (so seine Biographin Nora Weeks).

Nagelprobe für Schleimbilder: Mukoide Substanzen resultieren u.a. aus dem Verderb, den Lebensmittel im Darm notwendigerweise erleiden. Dadurch werden sie zu Giften und müssen in Schleim „eingepackt" werden. Aus diesem Umstand läßt sich ein einfacher Selbst-Test ableiten, ein Check-up auf mukoides Potential: Stellen Sie sich vor, Fleisch oder Frischkäse bleibt im Hochsommer außerhalb des Kühlschranks in der warmen, sonnigen Küche stehen. In ganz kurzer Zeit sind sie verdorben und ungenießbar. Ähnliches gilt für bestimmte Soja-Produkte wie Tofu oder Sojamilch. Auch bei der Verdauung geht es bei ungefähr 38°C „heiß her". Hält sich die Nahrung in dieser „Hexenküche" über Gebühr lange auf, kommt es zu Fäulnis und Verderb, zu einer Art chronischer Lebensmittelvergiftung (bei Darmträgheit). Dies wiederum fördert ein mukoides Milieu - ein Teufelskreis ist in Gang gesetzt.

Ganz anders sieht es beispielsweise im Hinblick auf frisches Obst aus: Dieses wird in der Regel gar nicht erst im Kühlschrank aufbewahrt, sondern erhält sich auch in der Obstschale und in Licht und (warmer) Luft lange Zeit frisch. Hier finden wir eine ausgeprägte Widerstandskraft gegen allzu raschen Verderb (= nichtmukoides Potential), eine Eigenschaft, die vor allem den Früchten - also auch Tomaten - zukommt.

Solche Überlegungen und Bilder sind natürlich alles andere als zwingende Beweise und im einzelnen anfechtbar. Sie lassen jedoch die grundsätzliche Überlegenheit naturbelassener Nahrung gegenüber „verfeinerter Zivilisationskost" erkennen.

Ein Tip für Vegetarier
Wer Fleisch- und Fleischprodukte, Fisch und Eier, eventuell auch Milch konsequent zu meiden gedenkt, sollte nicht vom Regen in die Traufe kommen. D.h. es ist, wie wir gesehen haben, nicht unbedingt angeraten, auf Soja-Produkte umzusteigen.

Das Faszinierende an dieser letzteren Alternative für die fleischlose Kost war ursprünglich der festgestellte hohe Eiweißgehalt dieser Hülsenfrucht aus Fernost (eine Spezialität der Hülsenfrüchte schlechthin). Inzwischen weiß man, daß der Körper gar keine so großen Mengen an Eiweiß benötigt, und daß ein Übermaß an Proteinen geradezu schädlich sein kann. Prof. Wendt, Frankfurt, prägte dafür den Begriff der „Eiweißmast". Die mit dem übermäßigen Eiweißverzehr verbundenen Risiken erhöhen sich noch, wenn der Nährstoff denaturiert - also erhitzt - wurde, was bei Fleisch, Wurst, Fisch und Käse regelmäßig der Fall ist. Gleiches gilt jedoch auch für die üblichen und in der Naturkost hochgeschätzten Sojaprodukte wie Miso oder Tofu.

Besser für Vegetarier ist es, im Interesse einer optimalen Verdauungsfunktion gleich Nägel mit Köpfen zu machen und auf eine Obst-Gemüse-Kost, ergänzt durch Nüsse (Fett- und Eiweißbeitrag) und Besonderheiten wie z.B. Weizengras, Spirulina, Bierhefe und andere Nahrungsergänzungen zurückzugreifen.

Darmfreundliche, nichtmukoide Lebensmittel

1. **Alle Gemüsearten.** Roh, reif und möglichst frisch zubereitet und gegessen.
2. **Obst und Früchte.** Roh, reif und möglichst frisch zubereitet und gegessen.
Unter Früchten versteht man solche pflanzlichen Hervorbringungen, bei denen der Samen großzügig in verzehrbares Fruchtfleisch eingebettet ist. Dazu zählen also auch Tomaten, Gurken, Zucchini, Melonen u.ä.
Probleme machen unter Umständen moderne Konservierungsmethoden. Begaste Bananen beispielsweise werden - nach Gray - genauso zu Schleimbildern wie geschwefelte Trockenfrüchte (Aprikosen, Pflaumen).
3. Besonderheiten wie **Weizengras** sowie daraus bereitete Frischsäfte. Ebenso Wildgemüse und daraus gepreßte Säfte.
4. **Gekeimte Samen und Sprossen.**

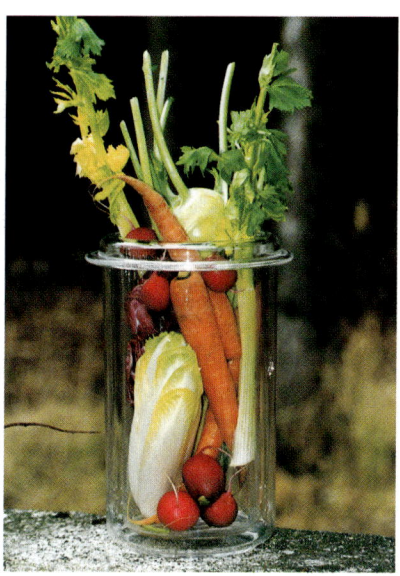

Roh und frisch verzehrt ist Gemüse am gesündesten - ein wahres Zauberglas für die Ernährung!

Dies zeigt, daß ein Lebensmittel nichts Statisches ist. Weizen als getrockneter Same bzw. die daraus hergestellten Mehlspeisen bilden im Darm mukoide Substanzen. In Form von Drei-Tage-Keimlingen genossen, ist dies nicht mehr der Fall. Und erst recht nicht bei Weizengras oder frischem Weizengrassaft. Ähnliches gilt für die Hülsenfrüchte. Nur Sojakeimlinge bleiben – dies ergaben jedenfalls die Untersuchungen von Robert Gray bei vielen Patienten und in vielen Selbstversuchen seiner Schüler – mukoidbildend.

5. Spirulina und originäre Bierhefe!
Die blaugrüne Mikroalge kann die Darmsanierung auf mehrfache Weise wirksam unterstützen. Einmal gehört sie zu den sog. **Massebildern,** verleiht also dem Darminhalt und Stuhl eine vorteilhafte Konsistenz und verringert die Gefahr, daß sich stagnierende Reste in Darmfalten u.ä. absetzen.

Zum anderen kann man Spirulina als „Futter" für die Laktobakterien bezeichnen. Mit den zusätzlich enthaltenen Spurenstoffen unterstützt die Mikroalge gezielt eine natürliche

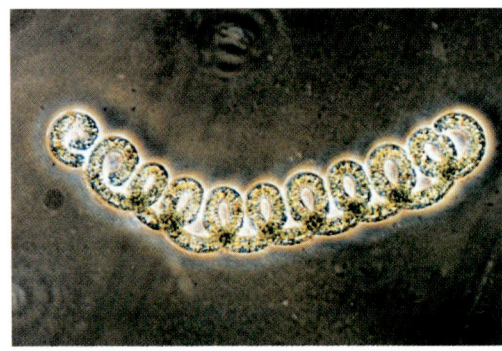

Die blaugrüne Mikroalge Spirulina unterstützt die natürliche Bakterienflora des Darms und begünstigt so ein gesunderhaltendes milchsaures Milieu

Bakterienflora, was wiederum ein (milch-)saures Milieu im Dickdarm begünstigt und damit die Gefahr von Fehlbesiedelungen und bestimmten Gifteinwirkungen (Ammoniak!) verringert.

Letzteres gilt auch für reine Bierhefe. Diese Kleinlebewesen kommen in der Natur regelmäßig zusammen mit Milchsäurebakterien vor und fördern deren Wachstum und Verbreitung im Darm. Dies führt zu einer Stimulierung des Immunsystems. Pauschal vor Hefe im Zusammenhang mit Mykosen zu warnen ist deshalb längst überholt und geradezu ein „Kunstfehler", jedenfalls im Hinblick auf die vielseitige und gesundheitsdienliche Bierhefe. Zwischen der nützlichen Bierhefe und dem potentiell schädlichen Pilz Candida albicans gibt es keinerlei Verbindung, genausowenig wie etwa zwischen den willkommenen Laktobakterien und dem Tuberkulose-Erreger.

Besondere Elemente der Darm-Entgiftung

Vitamin U!
Wahrscheinlich werden Sie von einem solchen Vitamin noch nichts gehört haben, und in Standardwerken zur Ernährungslehre dürften Sie es auch kaum finden. Trotzdem: Selbst wenn sich die vor 50 Jahren geprägte Bezeichnung offenkundig in der Wissenschaft nicht hat durchsetzen können, wollen wir an dieser Stelle daran erinnern und den „alten Titel", die Adelung als Vitamin, beibehalten. Dies aus ver-

schiedenen Gründen. Zum einen, weil es sich um eine Substanz handelt, der ganz erstaunliche therapeutische Wirkungen zukommen. Zum anderen ganz pragmatisch deshalb, weil der chemische Name der Verbindung gar zu umständlich, kaum handhabbar und dem Leser schwerlich zuzumuten ist (ausgeschrieben: Methyl-Methioninsulfoniumbromid).

Dieses „Vitamin U" hat eine ganz besondere Eigenheit, die es für die Praxis der Darmreinigung zu einem äußerst wertvollen Hilfsmittel macht. Es besitzt nämlich sog. „Methylgruppen", denen die Eigenschaft zukommt, anfallende Stoffwechselschlacken sehr wirksam entgiften zu können.

Der Naturarzt Dr. Ulf Böhmig hat dafür ein sehr schönes Bild gefunden: Er beschrieb nämlich solche giftigen, ausscheidungspflichtigen Verbindungen als offenstehende Flaschen, bis zum Rand gefüllt mit äußerst üblen Substanzen. Die Methylgruppen nun stellen gewissermaßen die passenden Stöpsel bereit, mit deren Hilfe die „Pandorabüchse" wieder verkorkt zu werden und keinen Schaden mehr auszurichten vermag.

Als harmlose „Flaschenpost" durchlaufen sie dann solchermaßen gesichert und verwahrt den Körper. Damit aber noch nicht genug: Das Vitamin U hat noch einen dritten Namen, und dieser lautet mit einiger Veranlassung „Anti-Ulcus-Faktor". Genau 50 Jahre ist es her, daß diese Nahrungskomponente von dem amerikanischen Forscher G. Cheney entdeckt wurde. Cheney konnte in gut dokumentierten Untersuchungen belegen, daß der Stoff in der Lage ist, Geschwüre des Magens und des Zwölffingerdarms erstaunlich zuverlässig zu verhindern (das „U" bei der Spezifizierung des vermeintlichen Vitamins stand ursprünglich für lat. „Ulcus" = Geschwür). Es handelt sich um eine bestimmte Eiweißverbindung, die in höherer Konzentration praktisch nur in Kohlsorten vorkommt, insbesondere im **Weißkohl.**

Gesundheits-Selbsthilfe zum Testen
Eine Kohl-Kur für Magen und Darm
Bereiten Sie sich mit Hilfe eines Entsafters etwa 1 Liter frischen, unerhitzten Kohlsaft und stellen Sie ihn kühl.

Davon trinken Sie dann nach oder zwischen den Mahlzeiten jeweils ein kleines Glas, gegebenenfalls im Verhältnis 1:1 mit Mineralwasser verdünnt. Das Getränk sollte natürlich nicht direkt aus dem Kühlschrank konsumiert werden (vorher ganz leicht anwärmen).

Und noch ein Tip: Würzen Sie mit Gelbwurz!

Auf Curcuma (Gelbwurz) werden wir gleich noch zu sprechen kommen. Das Gewürz gibt beispielsweise dem Curry seine typische gelbe Farbe und enthält bestimmte ätherische Öle, die im Darm beruhigend und entzündungshemmend wirken (Blähungen, Krämpfe, Durchfälle). Seine Stärke liegt in der Behandlung von funktionellen Verdauungsstörungen, den Vorstufen zu ausgeprägten Erkrankungsformen. Bewährt hat sich die Heilpflanze besonders bei der Therapie des Reizdarmes. Amerikanische Untersuchungen konnten zeigen, daß die in der asiatischen Küche beliebte Gewürzpflanze das Risiko, an Dickdarmkrebs zu erkranken, um die Hälfte zu verringern vermag (Prof. B. S. Reddy, New York). Dies deckt sich mit praktischen Erfahrungen aus dem fernen Osten, wo Curcuma täglich auf dem Speisezettel steht. In Indonesien beispielsweise, so hat man in Untersuchungen herausgefunden, werden pro Tag ungefähr 3 Gramm des Pulvers aus der Wurzel konsumiert. Gleichzeitig sind Erkrankungen wie Dickdarmkrebs oder funktionelle Störungen wie Reizdarm praktisch unbekannt. Vieles deutet darauf hin, daß es sich dabei um kein zufälliges Zusammentreffen handelt.

Weitere spezielle Lebensmittel mit verdauungsfördernder Wirkung: Feigen, Pflaumen, Aprikosen, Datteln (frisch oder getrocknet). Eine deutlich verdauungsfördernde Wirkung entfalten auch Holunderbeersaft, Pflaumensaft und der bereits besprochene Sauerkrautsaft.

13. Kapitel
Darmreinigungs-Praxis für den Alltag

Der überaus nützliche Ballast - Biologische „Weichmacher" und Verdauungsbeschleuniger

Es gibt einige höchst wirkungsvolle „Turbos" für den Darm. Sie beschleunigen und unterstützen die Abläufe während der Verdauung auf natürliche Weise. Dadurch werden sie unter den Bedingungen der Zivilisation zum unverzichtbaren Handwerkszeug für den permanenten inneren Großputz, der allein in der Lage ist, unsere Gesundheit und Leistungskraft dauerhaft zu erhalten.

In den vergangenen Jahrzehnten (z. T. auch Jahrhunderten) ist man auf einige Lebensmittel und heilkräftige Pflanzen gestoßen, die sich als besonders förderlich für den Darm und die Verdaungsfunktionen erwiesen haben. Sie wirken als milde Abführmittel, ohne daß dadurch allerdings bei ihrem Gebrauch schädliche Nebenwirkungen zu befürchten wären. Der „Genuß ohne Reue" hängt einmal damit zusammen, daß beim Verdauen Eile nottut, da es sich um einen äußerst diffizilen Prozeß handelt und bei jeder Verzögerung die Risiken unverhältnismäßig ansteigen (giftige Stoffwechselprodukte; Behinderung der permanent notwendigen Entschlackung, Schleimhautschäden u. a.). Zum anderen kommen mit den aufgeführten Verdauungsmitteln aus der Natur Stoffe ins Spiel, an denen unsere Ernährung im Laufe der Zeit aus verschiedensten Gründen stark verarmt ist. Leinsamen & Co. wirken hier also als „Platzhalter", die eine unzulängliche Nahrungsgrundlage wieder zur Vollwertigkeit ergänzen.

Diesen alten und neuen Volksheilmitteln wollen wir deshalb aus gutem Grund ein eigenes Kapitel widmen und damit ihren besonderen Rang für unsere dauerhafte Darmgesundheit und Darmgesundung herausstreichen. Sie stammen, wie unsere Übersicht zeigt, aus ganz unterschiedlichen Kulturkreisen und naturmedizinischen Traditionen.
• Leinsaat (Europa/Orient)
• Flohsamen (Indien)

- Konjacmehl (Japan)
- Erdmandel (Mittelmeerraum, vorderer Orient)
- Curcumapulver (Ferner Osten)
- Heil- und Tonerde (Amerika, Europa)

Diese Lebensmittel oder Nahrungsergänzungen sorgen für einen locker-voluminösen Stuhl, der geschmeidig und zügig durch die Darmschlingen gleitet. Sie bewirken eine grundlegende Reinigung der riesigen Schleimhautflächen des Darmes und regen auch die beteiligten Verdauungsorgane zur vermehrten Tätigkeit an (gilt besonders für Curcuma). Die Forschung weist mit Recht darauf hin, daß es sich nicht um Abführmittel handelt, sondern um Darmregulantien. Sie dienen zur „Regulierung der chronisch-funktionellen Obstipation, nicht zum Erzwingen einer Stuhlentleerung".

Der „F&F"-Faktor für die Dickdarmgesundheit

Eimer und Besen sind immer noch die wichtigsten Utensilien für den Hausputz. Und dies gilt - natürlich in übertragenem Sinne - auch für die Darmreinigung, jedenfalls was unterstützende Maßnahmen der ständigen, begleitenden Körperhygiene angeht.

„F&F" meint dabei „Faserstoffe" und „Flüssigkeit". Sie bewerkstelligen den nötigen alltäglichen „Kehraus", indem die unverdaulichen Pflanzenfasern als Darmbesen dienen, um die Schleimhäute gewissermaßen sanft aber nachhaltig abzubürsten und leicht zu massieren (was den darauf befindlichen Rasen an Darmbakterien in keiner Weise beeinträchtigt). Die Flüssigkeit wiederum stellt die erforderlichen Lösungsmittel bereit, um den Darminhalt einschließlich des „Kehrgutes" zuverlässig aus dem Körper herauszuspülen.

1. Leinsaat

Die vielseitige Leinpflanze (auch als Flachs bekannt) macht in Gestalt ihrer braunen oder goldgelben Samen dem Nahrungsbrei im Verdauungstrakt gewissermaßen Beine.

Wirksam sind dabei besondere Schleimstoffe, die beim Quellen der kleinen Körnchen in der wässrigen Umgebung von Magen und Darm abgesondert werden.

Dadurch gewinnt der Speisebrei sowohl Fülle wie Geschmeidigkeit und kommt rascher voran. Außerdem verfügen die Leinsamen (besonders die äußeren Zellschichten) über ein enormes Quellvermögen, was sie im Laufe der Darmpassage auf das dreifache Volumen anschwellen läßt. Je voluminöser nun der Darminhalt, desto intensiver die Reize auf die Darmschleimhaut und desto angeregter die Darmperistaltik (Eigenbewegung des Darmes).

Praxis-Tip: Es wird empfohlen, bei Problemen mit dem Stuhlgang anfangs zweimal täglich **1 gestrichenen Eßlöffel Leinsaat** einzunehmen, am besten morgens zum Müsli und abends zusammen mit einem kleinen Obstsalat. Nach etwa zwei bis drei Wochen reicht dann eine einmalige Leinsaatmahlzeit pro Tag.

Wichtig: Die Leinsamen werden **ganz** verwendet und **nicht eingeweicht.** Sie sollen erst im Körper aufquellen. Dazu heißt es aber auch, **ausreichend zu trinken,** und zwar mehr als gewohnt. Dies gilt besonders für ältere Menschen. Planen Sie einfach zwei zusätzliche Mineralwasser- oder Teepausen (am besten mit Grüntee oder Matetee) pro Tag ein.

2. Flohsamen (Plantago ovata)
Auch der Flohsamen ist eigentlich kein Exote, obwohl er heute hauptsächlich aus Indien bezogen wird. Er gehört zur Familie der uns bestens bekannten Wegerich-Arten. Spitz- und Breitwegerich finden wir bei jedem Spaziergang „am Wege".

Die Sonderform, mit der wir es hier zu tun haben, ist in der Pharmazie auch unter dem Namen „Psyllium" bekannt. Sie wirkt ähnlich wie die Leinsaat: Die Schalen der sehr kleinen (daher der Name), schiffchenförmigen, länglichen Samen - nicht diese selbst - weisen ein bemerkenswertes Quellvermögen auf, schwellen auf das Zehn- bis Zwanzigfache an und bilden beim Kontakt mit Feuchtigkeit erhebliche Mengen an Schleimstoffen. Dadurch wird die Darmpassage der Nahrung verkürzt, was übrigens auch den Cholesterinspiegel senkt. Das Stuhlvolumen nimmt zu und stimuliert die Darmeigenbewegung. In der Folge werden schließlich auch Darmablagerungen - sofern sie nicht zu fest angekrustet sind - in gewissem Umfange abgetragen oder gelockert.
In den USA gelten Flohsamen in gesundheitsbewußten Kreisen als unverzichtbares Requisit für die Darm-Reinigung, nicht nur als relativ harmlose Abführhilfe. Sie finden regelmäßig Anwendung im Colon-Cleaning (ob nun nach Gray oder Anderson). Wenn Sie diesen Füll- und Quellstoff ausprobieren möchten, so verlangen Sie ausdrücklich „Flohsamenschalen" (gibt es z.B. als Granulat in der Apotheke).

Vom Flohsamen finden sich mehrere Arten im Angebot. Für diätetische Zwecke als Füllstoff hauptsächlich verwendet wird der indische Flohsamen (P. ovata), der die meisten Schleimstoffe (20 bis 30%) enthält, die ausschließlich in der der Epidermis der Schalenaußenhaut lokalisiert sind.

Praxis-Rat: Bei hartnäckigen Problemen mit dem Stuhlgang **ca. 15 bis 20 g pro Tag** ganz oder nur grob und frisch zerkleinert einnehmen. **Nicht vorher einweichen.** Ähnlich verwenden wie den Leinsamen. Das heißt: ausreichend **zusätzlich trinken** (bei 15 g Flohsamen zusätzlich etwa 0,5 Liter Flüssigkeit).

Neue-Welt-Rezept zur Darmreinigung mit Flohsamen

1 Eßlöffel Flohsamenhüllen (= 7 g) in 250 ml Orangensaft, am besten frisch gepreßt, einrühren bzw. verquirrlen. In den USA läßt man das Ganze eine Viertelstunde quellen; wir raten: sofort verzehren, und zwar Löffelchen für Löffelchen. Gleich anschließend nochmals ein Glas Wasser (ohne Flohsamen) hinterherschicken. Zwei solche Anwendungen pro Tag sollten genügen (möglich sind aber im Bedarfsfall auch durchaus fünf Anwendungen).

Für Feinschmecker und als alternatives Dessert: Flohsamen-Früchte-Pudding:
Nektarinen und/oder Pfirsiche zusammen mit mehreren EL Flohsamenschalen in einen Mixer geben und gut vermischen. Danach etwa 20 Minuten oder länger kalt stellen und quellen lassen. Dies ergibt ein schmackhaftes Dessert, das auch Naturkost-Skeptiker zu überzeugen vermag. Probieren Sie je nach Jahreszeit auch anderes Obst. Das optimale Mischungsverhältnis Obst-Flohsamen muß dabei je nach Obstart und Menge durch Ausprobieren gefunden werden.

3. Konjac-Mehl

(= Amorphophallus konjac = Glucomannan). Wahrscheinlich haben Sie noch nie etwas vom Konjacmehl gehört oder darüber gelesen. Und doch gehört diese ganz ungewöhnliche Natursubstanz zu den vorzüglichsten Mitteln, um nicht nur darmgesund, sondern auch schlank zu bleiben. Im Fernen Osten gehört es zur täglichen Kost. Bestimmte Produkte aus Konjacmehl sind fester Bestandteil der japanischen Küche. Und gerade die traditionelle, eher vegetabil ausgerichtete und sehr ballaststoffreiche Ernährungsweise der Region gilt als einer der bestimmenden Faktoren dafür, daß sich die Ostasiaten in gesundheitlicher Hinsicht (zumindest bisher) vorteilhaft von uns Westlern unterscheiden. Tatsache ist:

1. Japaner sind in aller Regel erheblich **schlanker** als andere Wohlstandsbürger.
2. Ihre **Lebenserwartung** ist deutlich höher. 3. **Herz-Kreislaufleiden** kommen

wesentlich seltener vor (übrigens auch Brustkrebs bei Frauen oder Darmkrebs bei Männern).

Hinsichtlich der beneidenswerten Schlankheit sind sich die Experten einig, daß diese zu wesentlichen Teilen auf den Verzehr von Konjacmehl zurückzuführen ist. Große Mengen davon werden zu Nudeln verarbeitet, und solche Erzeugnisse enthalten dann - anders als unsere Teigwaren - fast gar keine verwertbare Energie, da das Mehl praktisch nur aus Ballaststoffen besteht.

Das Mehl gewinnt man aus der in Japan vielangebauten Knolle der Konjacpflanze, und es weist Besonderheiten auf, die es zu einem ganz ungewöhnlichen Produkt machen:

Konjacmehl gilt als „Nahrungsmittel mit der größten Dichte überhaupt". Schon kleine Mengen wiegen schwer, was wiederum eine ganz zentrale Eigenschaft zur Folge hat:

Konjacmehl verfügt über das **größte Quellvermögen aller bislang untersuchten Faserstoffe**. Es ist damit also eine Art optimaler Ballaststoff.
Bei den Faserstoffen selbst handelt es sich um das sog. Glucomannan. Der Stoff liegt im Mehl ziemlich rein vor und hat fast keine Kalorien. Gleichwohl sorgt er durch die unerhört starke Quellfähigkeit dafür, daß die Nahrung im Magen verweilt und damit ein ansonsten aufkeimendes Hungergefühl unterdrückt wird. Außerdem behindert Konjacmehl im Darm die Fettverdauung; auch dies erweist sich als vorteilhaft fürs Abnehmen.

4. Erdmandel

Hierbei handelt es sich um die seit dem ägyptischen Altertum bekannte, medizinisch traditionsreiche und unter ernährungsphysiologischen Gesichtspunkten sehr interessante Frucht des auch heute noch im Mittelmeerraum angebauten und genutzten Erdmandelgrases (Cyperus esculentes). Interessant sind dabei die unterirdischen Teile der Pflanze. Sie bildet nämlich beträchtliche Wurzelknollen aus, die sich durch ganz bemerkenswerte Besonderheiten auszeichnen. So beispielsweise durch einen ungewöhnlich hohen Ballaststoffanteil bei gleichzeitig ganz vorzüglichem Geschmack - eine Kombination, wie sie sonst kaum je bei Lebensmitteln anzutreffen ist.

Die unterirdischen Wurzelknollen der Erdmandel werden gereinigt und dann wertschonend zu kleinen Flocken weiterverarbeitet, ohne den Gesamtbestand an Wert- und Wirkstoffen zu verändern oder Fremdsubstanzen (Aromen oder ähnliches) beizufügen.

In dieser speziell präparierten Form sind sie für unsere Verdauungskräfte dann optimal verwertbar. Viele von uns werden den appetitdämpfenden Effekt solcher Pflanzenfasern zu schätzen wissen, wodurch eine Gewichtsreduktion „ohne Gewaltakte" (radikale Hungerkuren) möglich wird.

Bedeutsamer sind jedoch die gesundheitlichen Aspekte. Denn der Verzehr der Flocken (etwa 2 Eßlöffel pro Tag werden empfohlen) sichert dem Konsumenten alle Vorteile einer darmfreundlichen Schutzkost mit Pflanzenfasern:

• Die Verdauung wird angeregt, da die Ballaststoffe im Darm aufquellen und aktivierende Reize auf die Schleimhaut ausüben. Verstopfung - das große Grundübel des modernen Lebensstils - läßt sich dadurch zuverlässig beseitigen.

• Ballaststoffe bewirken im Verdauungstrakt aber noch mehr: Sie binden z. B. Stoffwechselgifte oder andere toxische Rückstände und bringen sie sicher und gefahrlos zur Ausscheidung.

• Außerdem dienen sie dem „Bakterienteppich" auf der Darmschleimhaut als Nahrung, stärken die erwünschten, symbiotischen Keime und verdrängen gleichzeitig gefährliche Mikroorganismen.

• Inzwischen weiß man, daß Buttersäure (Butyrat) im Darm für die Schleimhäute wichtig ist und vor Dickdarm- und Enddarmkrebs schützt. Buttersäure entsteht nun jedoch nicht durch Fettverzehr, wie man bei dem Namen vermuten könnte. Ausgangsstoffe dafür enthalten bestimmte Ballaststoff-Arten (unter anderem die sog. resistente Stärke). Sie gelangen unverändert bis in den Dickdarm und werden dort durch Bakterien zersetzt und aufgeschlossen. Dabei bildet sich die erwähnte schleimhautschützende Substanz.

Beim Deutschen Institut für Ernährungsforschung (DIfE) in Potsdam-Rehbrücke laufen seit einiger Zeit Untersuchungen, mit deren Hilfe die hierbei aktiven Mikroorganismen der Darmflora exakt identifiziert werden sollen, um ihr Wachstum im Verdauungstrakt dann gezielt zu fördern. Es ist jedoch klar, daß dieser Effekt auch allein dadurch schon erreicht werden kann, wenn wir uns bewußt ballaststoffreich ernähren. Vor diesem Hintergrund kann es deshalb kaum verwundern, daß schon Mitte der 80er Jahre im Verlaufe eines frühen wissenschaftlichen „Pilotversuchs" mit der Erdmandel bei der diätetischen Behandlung schwer darmkranker Patienten bemerkenswerte positive Resultate erzielt werden konnten (Dr. Walther Zimmermann, ehemaliger Chefarzt des Krankenhauses für Naturheilweisen, München-Harlaching).

5. Curcuma-Wasser

Die „Gelbwurzel" ist ein vorzügliches Mittel zur Darmreinigung und Beschleunigung bzw. Feinabstimmung der Verdauungsabläufe.

Curcuma (Curcuma longa; früher C. domestica genannt) wurde ursprünglich deshalb vom Menschen kultiviert - und das schon vor Jahrtausenden durch die Perser und Römer -, weil die aus Fernost stammende Pflanze die Verdauung anregt. Inzwischen ist die Gelbwurzel wegen ihrer umfassend verdauungsregulierenden Wirkung überall auf der Welt in die Arzneibücher aufgenommen worden. Curcuma fördert den Gallenfluß und wirkt sich besonders vorteilhaft auf die Leberfunktion aus; darüber hinaus kann es als „wichtiges Heilgewürz bei Parasiten- und Pilzbefall des Darms" fungieren (R. Moll).

Zur intensiven Darmreinigung kann man deshalb beispielsweise in Zusammenhang mit Fastenkuren oder Obsttagen täglich ein **großes Glas Curcumawasser** (etwas Pulver in Flüssigkeit auflösen) trinken. Dies spült nicht nur durch; es unterstützt infolge seiner anregenden Wirkung auf die Drüsen und Schleimhäute auch die Selbstreinigungskraft der Schleimhäute und damit die Entgiftung. Die Funktionstüchtigkeit dieser wichtigen Körperareale wird durch einen solchen „Klärungsprozeß" stark verbessert. Curcuma ist deshalb eine ideale Ergänzung zu den anderen vorgestellten Verdauungshilfen. Am meisten dürfte man dadurch gewinnen können, wenn das gleich frühmorgens nach dem Aufstehen auf nüchternen Magen konsumiert wird.

6. Heil- und Tonerde

Unterschätzt wird bei den heute üblichen Empfehlungen zur Darmreinigung bislang der Beitrag, den die Einnahme von **Heil- und Tonerde** in diesem Zusammenhang zu leisten vermag.

Der amerikanische Ernährungstherapeut Robert Gray hatte die eindrucksvolle Erfahrung gemacht, daß bei ihrem Einsatz mitunter „große Klumpen oder Streifen" von verhärteter, auf den Darmwänden festgebackener Altsubstanz freigesetzt werden, die sogar „so hart wie Gummi von Autoreifen sind und den Transport frischer Exkremente behindern können".

Dies gibt auch einen Hinweis darauf, wie und wann wir solche Tonerde in das Darm-Säuberungsprogramm mit aufnehmen sollten: Nicht unbedingt zu Beginn der Kur, sondern dann, wenn es gilt, einen erreichten Erfolg zu verteidigen und zu stabilisieren. Die gelegentliche, kurmäßige Einnahme von Heil- und Tonerde gehört zu den regelmäßig praktizierten Übungen für eine umfassende innere Hygiene, die den Darm als Quelle vitaler Energie und vollkommener Gesundheit intakt erhalten und Milieuverschlechterungen verhindern. Wir sind darauf im Zusammenhang mit besonderen Fastenkuren zur Darmsäuberung bereits zu sprechen gekommen.

Kleine „Warenkunde Heilerde"

Die „traditionell" bei uns verwendete Heilerde wird aus Löß, einem erdgeschichtlich alten, gelbbraunen Sediment, hergestellt. Alle Heilerde-Anwendungen haben die Eigenschaft, im Verdauungstrakt Giftstoffe zu binden (Stoffwechselrückstände, Reste von Bakterien, Gase). Sie verhindern oder vermindern dadurch die Selbstvergiftung aus dem Darm (Autointoxikation), wie sie besonders infolge einer unvollständigen Eiweißverdauung beim Wohlstandsbürger praktisch regelmäßig auftritt. Löß-Heilerde ist in Reformhäusern, Apotheken, Bioläden, Drogerien erhältlich.

Empfehlenswert ist in diesem Zusammenhang auch **Superfeine Heilerde.** Im Handel (Bioladen, Versand, Reformhaus) ist neuerdings vorzügliche **Grüne Mineralerde,** sonnengetrocknet, zu bekommen. **„Schindeles Mineralien"** können ebenfalls wie Heilerde zur Bindung von Giftstoffen verwendet werden.

14. Kapitel
Entspannung und Darmgesundheit

Auch die Seele kann „fehlernährt" sein

Gleichfalls unterschätzt wird bislang die Rolle, die ein **nervöser Darm** im Krankheitsgeschehen und für unser Wohlbefinden spielen kann. Gewiß: Überernährung und die Füllung des Darmes mit ungeeignetem Verdauungsmaterial - dies legt den Darm auf lange Sicht mit Sicherheit lahm. Noch etwas anderes kann diesen Zustand jedoch genauso zielsicher erreichen: Permanenter Streß.

Anspannung durch Prüfungen, infolge beruflicher Anforderungen, trauriger Erlebnisse, Angsterkrankungen, innerer Unruhe: der Darm ist ein zuverlässiger Seismograph für innere Erschütterungen aller Art und jede lebhafte Seelenbewegung.

Am bedeutsamsten in diesem Zusammenhang ist sicherlich das, was man heute als Streß bezeichnet. Darunter versteht man eigentlich die schädliche Variante, den Distreß, die ängstliche, mit Besorgnis, Befürchtungen durchmischte ständige Anspannung, der das Gegengewicht, die Entspannung fehlt. Der Mensch, der „ständig unter Strom steht", befindet sich körperlich-seelisch-nervlich in dauernder Abwehrbereitschaft. Der Feind ist jedoch diffus, nicht konkret faßbar. Die Anspannung findet ihren Niederschlag in bestimmten körperlichen Abläufen bzw. deren Störung (Hormonausschüttungen, Adrenalin u.ä.), die sich ohne unsere Kontrolle vollziehen. Die unmittelbarsten Auswirkungen des unbewußten inneren Konfliktes und der zur zweiten Natur gewordenen starren „Hab-Acht-Stellung" zeigen sich im Bereich der Verdauung.

Aus Beobachtungen und Untersuchungen weiß man: Wer plötzlich mit einer Gefahr konfrontiert wird, mobilisiert alle Kräfte zur Verteidigung, was sich u.a. auch in einem Stillstand der Verdauung äußert. Dies widerspricht scheinbar der Redensart, daß jemand sich „aus Angst in die Hosen macht". Solche „spontanen, unwillkürlichen Defäktionen" sind bei Schockerlebnissen durchaus nicht selten. Sie sind jedoch kein Zeichen angeregter Verdauungstätigkeit und gehen einem Zustand voraus, den man geradezu als Lähmung oder „Abschaltung" der Verdauungsorgane bezeichnen könnte.

Unter natürlichen Bedingungen löst sich nach dem Ende der Bedrohungssituation natürlich auch die „Darmstarre", die Verdauungsorgane beginnen ihre Arbeit wie gewohnt fortzusetzen.

Das Gefühl des ständigen Gefordertseins, Termindruck und ähnliches führen beim Zivilisationsmenschen jedoch dazu, daß die Verdauungsabläufe, insbesondere die natürlichen, unwillkürlichen Darmbewegungen, praktisch fortwährend gedämpft sind. Die nervösen Blockaden schlagen bei einer optimalen, faserreichen und naturbelassenen Kost nicht ganz durch, bewirken aber doch, daß eine absolute Darmgesundheit unter solchen Umständen schwerlich zu erreichen sein wird.

Als geradezu verhängnisvoll erweist sich jedoch die Kombination aus **Fehlernährung und Streß,** wie sie unsere Kultur kennzeichnet („Fast-Food-Gesellschaft", „Zeit ist Geld"). Frühes, meist noch relativ harmloses Warnzeichen ist hier beispielsweise der „Reizdarm" (siehe Glossar) oder, natürlich, die Verstopfung. Aber schlimmere organische Schädigungen lassen meist nicht lange auf sich warten. Dickdarmkrebs ist sowohl bei den Männern (nach Lungenkrebs) als auch bei den Frauen (nach Brustkrebs) die zweithäufigste Tumorerkrankung.

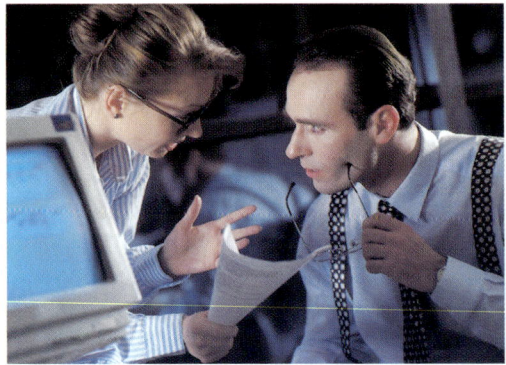

Zuerst der Streß im Beruf und dann vielleicht noch Fast Food, weil's schnell gehen muß – das ist eine Kombination, auf die der Darm äußerst „gereizt" reagiert

Entspannte Seele - mobiler Darm: Unser Rat deshalb: Legen Sie unbedingt während des Tages seelische Verschnaufpausen ein. Lassen Sie Ängste, Sorgen, Befürchtungen, Erwartungen, Enttäuschungen völlig von sich abfallen. Dazu brauchen Sie im Grunde keine „Technik" zu erlernen. Es genügt, wenn Sie sich in einen stillen, abgedunkelten Raum zurückziehen, sich entspannt hinsetzen oder am besten hinlegen und ihr tätiges, rastloses Bewußtsein gänzlich entleeren (auch dies eine wichtige Form innerer Hygiene).

Tip: Meditieren Sie mit Goethe und halten Sie sich die folgende Zeile vor das innere Auge des Gemütes:
„Süßer Friede, komm, ach komm in meine Brust!"

Es schadet aber natürlich auch nicht, wenn wir uns ein bestimmtes Entspannungsverfahren wie Autogenes Training, Muskelrelaxation, Yoga, Qigong oder Meditation richtiggehend aneignen. Viele Menschen werden diese Anleitung auch dringend benötigen, weil sie zu sehr unter dem Bann der Geschäftigkeit stehen und aus eigener Kraft nicht in den stillen Hafen wunschlos-bedürfnislosen Seins – auch nur für Augenblicke – einlaufen können.

15. Kapitel
Das große Programm zur Dickdarm-Sanierung und Regeneration im Überblick

• **„Kauschulung"**
Optimale Vorbereitung der Nahrung für die Verstoffwechselung.

• **Atoxische Kost (keine „Mukoidbilder")**
Grundvoraussetzung für die Darmgesundheit, jedoch nicht ausreichend bei bereits mukoid verändertem Darm mit „angebackenen", in Darmtaschen u.ä. versteckten Ablagerungen.

• **Darmreinigungsmaßnahmen von innen und außen**
A. Lockerung der Verklebungen. Beispielsweise durch Colon-Hydro-Therapie, den Großen Einlauf und insbesondere begleitende Heilkräuteranwendungen: Sie weichen das verhärtete, abgelagerte Material in den Darmschlingen (Dickdarm) Schicht für Schicht auf. Die alten, stagnierenden und nunmehr gelösten Substanzen quellen dann im feuchten Milieu des Darmes auf und werden zusammen mit den aktuell passierenden Nahrungsresten ausgeschieden.

B. „Darmbesen" in Aktion. Weitere Einläufe, bestimmte verdauungsbeschleunigende „Tricks" (u.a. Massenbilder wie Flohsamen, salinische Wässer, ayurvedisches Colon-Cleaning u.ä.) sorgen dafür, daß nicht erneut ausscheidungspflichtiges Material im Darm liegenbleibt und neue Depots begründet werden.

• **Wiederherstellung einer gesunderhaltenden Laktobakterien-Besiedelung des Darmes.**

• **Regeneration auch der Darm-Motilität und körperliches Training zur Unterstützung der Verdauung und Darmtätigkeit.**

Darmreinigung funktioniert nur bei Anwendung verschiedenartiger Strategien.
• Nicht nur der Mastdarm, das letzte relativ kurze Teilstück des Darmes soll entleert werden.
• Die Reinigung erfaßt den ganzen Dickdarm.
• Sie bezieht z.B. bei salinischen Mitteln oder dem Ayur-Vedic-Colon-Cleaning den ganzen Verdauungstrakt mit ein, also auch den Dünndarm, wobei in diesem Falle über die dabei erzielten oder erzielbaren Effekte noch weitgehende Unklarheit herrscht. Dr. Franz Xaver Mayr, der „Semmel-Doktor", war der erste und - soweit erkennbar - einzige, der sich hierüber Gedanken gemacht hat und auch von einer „Dünndarm-Verschlackung" sprach.

Deshalb wichtig zu beachten: Einläufe sind auf lange Sicht allein nicht hilfreich, es gilt auch die Devise: **„Glaubern" Sie gelegentlich,** z.B. im Zusammenhang mit Entschlackungs-Kuren.

Dazu an dieser Stelle ein hilfreicher Gedanke von Jean Pütz („Hobbythek"). Durch einen einfachen Trick nämlich kann man das bittere Salz (ob nun Natrium- oder Magnesiumsulfat) eingängiger machen und es geschmacklich aufbessern:

*Man bereitet sich eine **„Glauber-Mischung",** die eine Zeitlang vorhält. Dazu besorgt man sich • 90 g Glauber- oder Bittersalz sowie 10 g Apfelsäure (alles aus der Apotheke oder Drogerie) und vermengt diese Zutaten. Von der Mischung nimmt man dann pro Anwendung zwei bis drei Teelöffel, löst sie in einem Glas Wasser auf und trinkt davon in kleinen Schlucken. Gegebenenfalls kann man noch etwas Frusips, ein Fruchtsaftkonzentrat (Drogerie), hinzufügen.*

• Darm-Säuberung ist nicht bloße Entleerungshilfe. Es muß in diesem Falle richtig „geputzt" werden. Wie früher bei verrußten Ofenrohren muß immer einmal wieder durchgefegt werden, um die Funktionstüchtigkeit des Ganzen aufrechtzuerhalten. Effektivstes Mittel ist dazu die Colon-Hydro-Therapie. Der Große Einlauf kann ebenfalls wertvolle Dienste leisten. Die Säuberung gilt hierbei also insbesondere alten Ablagerungen, die sowohl zu konkreten Darmschädigungen (Divertikel) führen können, wie sie Resorptionsvorgänge behindern und zur Brutstätte für unerwünschte Keime werden.
• Zur Darmreinigung gehört auch die Nutzung besonderer Nahrungsergänzungen wie etwa Leinsamen oder insbesondere Flohsamen, dem man nachsagt, nicht nur für eine schnellere Darmpassage und Darmentleerung zu sorgen,

sondern auch Ablagerungen auf den Schleimhäuten wenigstens in begrenztem Maße „mitzureißen".

• Ähnliches gilt für die Anwendung von Kräutern und Heilerde, wobei beim konkreten Einsatz manches zu beachten ist. Altablagerungen in bestimmten Falten oder Knicks des Dickdarmes müssen oft erst weich gemacht, zur Ausscheidung vorbereitet werden. Dies wird durch die Einnahme bestimmter Heilkräuter (Tee, Pulver) unterstützt.

• Eine vollständige „Praxis der Darmreinigung" beginnt schon im Mund. Er ist „Einfallstor" für vielerlei Bedrohungen aus dem Mikrokosmos. Den gefährlichen Keimen das Leben und Vermehren schwermachen können Sie am harmonischsten und gänzlich nebenwirkungsfrei durch das Ölsaugen mit Sonnenblumenöl. Die günstige Wirkung, die von einer solchen Praxis auf das Zahnfleisch und die Schleimhäute des Rachenraumes ausgeht, belegt, wie günstig das Ökosystem Mund durch dieses neuentdeckte Naturheilverfahren aus Rußland beeinflußt werden kann.

16. Kapitel
Tips und Hintergründe rund um die Darmgesundheit

Was sonst noch helfen kann

Anthrachinon-Skandal - Krank durch pflanzliche Abführmittel?

Vor Jahren machte es Schlagzeilen: In den beliebtesten und wirksamsten pflanzlichen Abführmitteln fanden sich sog. Anthrachinone. Diese darmstimulierenden Substanzen stehen in leider sehr begründetem Verdacht, Dickdarmkrebs auslösen zu können, zumindest bei regelmäßiger Anwendung. So jedenfalls die neuesten Erkenntnisse des Bundesinstituts für Arzneimittel und Medizininstitute (BfArM), Berlin. Die entsprechenden Verbindungen sind auch sonst höchst bedenklich. Sie führen zu ausgeprägten Schädigungen an Dickdarm, Nieren und Gefäßen (Becken- und Beinvenen) und fördern das Fortschreiten von Krampfadern sowie Hämorrhoiden. Viele Verdauungsgestörte haben also ihre Probleme mit der letzteren unangenehmen Erkrankung durch die (eigentlich zur Linderung der Beschwerden gedachte) Einnahme von pflanzlichen, also vermeintlich guten Abführmitteln geradezu herangezüchtet.

Der Dickdarm ist der Hauptleidtragende und gerät in einen Zustand der chronischen Reizung. Die Schäden sind so ausgeprägt, daß der Experte einen solchen „Laxativ-Colon" ohne weiteres mit schnellem Blick auf dem Röntgenschirm diagnostizieren kann.

Atonie des Darmes
= Erschlaffung der Darmmuskulatur. Angeblich altersbedingt. Wahrscheinlich jedoch Folge der Überlastung und Schädigung durch harten, festen, nichtgeschmeidigen „mukoiden" Stuhl.

Colitis ulcerosa und Morbus Crohn

Entzündliche Darmerkrankungen, bei denen das Immunsystem bzw. dessen Fehlsteuerung auf noch ungeklärte Weise beteiligt ist. Die Leiden treten in jüngerer Zeit häufiger auf, und man bringt deshalb bestimmte Umweltfaktoren (synthetische Zusatzstoffe in der Nahrung?) damit in Verbindung. Außerdem spielen erbliche Veranlagungen eine gewisse Rolle.

Die Naturheilkunde empfiehlt in solchen Fällen eine gezielte *Symbioselenkung,* also die Regeneration der physiologischen Bakterienbesiedelung des Darmes. Positiv auswirken kann es sich auch, wenn bestimmte Vitaminmängel (B12, D) ausgeglichen sowie Mineralstoffe und Spurenelemente wie Zink, Selen oder Eisen vermehrt zugeführt werden. Möglicherweise vermag darüber hinaus auch eine geeignete energetische Beeinflussung der Lebensenergie (Chi) durch Akupunkturbehandlung oder Aneignung von bestimmten Entspannungsverfahren (Yoga, QiGong) zu helfen.

Darmbad

= Subaquales Darmbad, abgekürzt auch „Sudabad" genannt. Heute selten angewandte, sehr gründliche und aufwendige und gewiß auch anstrengende Darmwäsche, durchgeführt im Vollbad, also unter Wasser (= subaqual). Dabei wird der Dickdarm mit großen Mengen an Wasser durchspült (20 bis 30 Liter). Der Patient trägt eine Art Sattel, der eine luft- und gegenüber dem Badewasser wasserdichte Darmspülung ermöglicht. Ziel ist es, auch höhere Darmabschnitte bei der Säuberung des Kolons zu erreichen. Das Verfahren wird nur mehr an wenigen Orten angewendet und kann ausschließlich in speziellen Kliniken (wo die entsprechenden Vorrichtungen vorhanden sind) durchgeführt werden. Es handelt sich mit Sicherheit um schwerwiegende Eingriffe in die Darmflora, die eine sorgsame Begleitbehandlung (Wiederaufbau der natürlichen Dickdarm-Bakterienbesiedelung) erfordern.

Divertikel

Auch als „linksseitige Blinddarmentzündung" (Jan de Vries) bezeichnet. Die Unterleibsschmerzen können nämlich jenen der Blinddarmentzündung ähneln, nur sitzen sie meist auf der gegenüberliegenden Seite des Bauches.

Rat aus dem Kräutergarten bei Divertikeln und Polypen

Bitterstoffe - Die Amara-Apotheke

Dr. Walter Zimmermann, jahrzehntelang Chefarzt des renommierten Krankenhauses für Naturheilweisen in München, wurde nicht müde auf eine ganz besondere Gruppe von „vergessenen" Wirkstoffen in unserer Nahrung hinzuweisen, der gerade für die Verdauung und deren Gesunderhaltung ganz enorme Bedeutung zukommt: die **Bitterstoffe** (Fachausdruck: Amara). Gute Medizin muß bitter schmecken, so haben wir schon als Kinder widerstrebend erfahren. Und bittere Nahrung ist gerade für das „Biotop Verdauung", für die Darmschleimhäute und alle an der Nahrungsaufschließung beteiligten Drüsen (besonders Leber-Galle, Bauchspeicheldrüse) eine wirkliche, ursprüngliche Arznei. Eine rare Wohltat überdies,denn die Lebensmittel sind inzwischen gründlich auf die eingängigeren süßen Geschmacksnoten getrimmt. Trotzdem ist es leicht möglich, auf sein zuträgliches Quantum zu kommen. Beispielsweise mit der

• **Amara-Tee-Kur**
Hierzu besorgt man sich aus dem Reformhaus, der Apotheke oder dem Bioladen jeweils etwa 50 g **Wermut-** und **Tausendgüldenkraut** sowie **Pfefferminz**blätter. Von dieser Mischung nimmt man dann pro Tasse (0,25 l) einen gehäuften Teelöffel, übergießt das Kraut mit siedendem Wasser, läßt es 10 Minuten stehen, und trinkt den Tee nach dem Abseihen in kleinen Schlucken.

• **Bittere Pillen - positiv**
Zugegeben: Eine Labsal für den Feinschmeckergaumen ist ein solcher Tee nicht. Wem der strenge Trunk widersteht, für den gibt es aber auch Rat. Ein Insidertip: Präparate aus der südafrikanischen **Teufelskralle.** Sie macht im Moment als hochwirksames pflanzliches Rheuma-Mittel in der Fachwelt Furore, weist aber noch viele andere Tugenden auf, so auch ungewöhnlich hohe Bitterstoffgehalte. Teufelskralle-Wurzelextrakte gibt es in Tablettenform (Reformhaus), die Amara-Kur läßt sich also auch mit „bitteren Pillen" absolvieren.

Durchfall
Das bekannteste und gebräuchlichste Mittel gegen Durchfall sind **Kohletabletten** (Aktivkohle). Mit ihrer großen Oberfläche zeigen sie sich in der Lage, die verursachenden Bakterien und deren giftige Ausscheidungen zu binden und aus dem Körper zu schaffen.

Als wahrscheinlich bestes ganzheitliches Mittel in solchen Fällen erweist sich mehr und mehr die therapeutische Gabe von speziellen **Bierhefepräparaten** (Saccharomyces boulardii), womit übrigens auch Hautstörungen (u. a. hartnäckige Akne) überraschend schnell beeinflußt werden können.

Hilfreich ist darüber hinaus das Trinken von Schwarztee sowie die Einnahme von Heilerde (Tonerde) oder indischem Flohsamen. Sehr wirksam sind auch getrocknete **Heidelbeeren** (Apotheke, Reformhaus; kurz aufkochen und die Beeren essen).

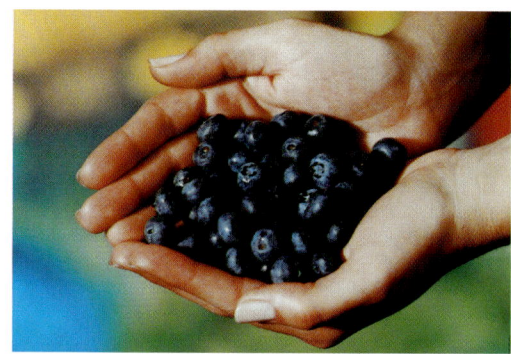

Probates Hausmittel gegen vorübergehend auftretende Durchfälle: Eine **Apfelkur** *von etwa einer halben Woche: Dazu braucht man pro Tag 3 Pfund reife Äpfel. Verzehrt werden die Früchte kleingerieben (am besten mit einer Glasreibe) über den Tag verteilt in mehreren kleinen, stets frischbereiteten Portionen. Erlaubt sind daneben nur Mineralwasser oder Kräutertees, also kein Kaffee, keine anderen Genußmittel oder zusätzlichen Speisen.*

Durchfall? Eine dreitägige Apfelkur bringt die Verdauung wieder in Ordnung. Auch getrocknete Heidelbeeren sind hilfreich

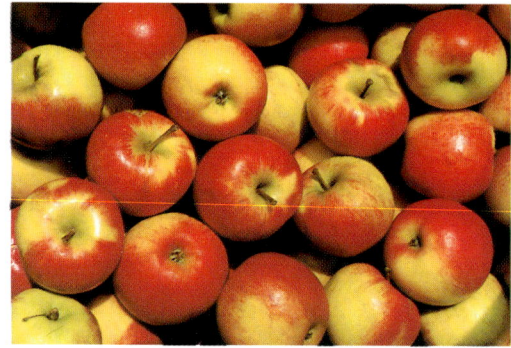

Wichtig bei allen Durchfällen, egal welcher Ursache: Nach Abklingen der Symptome müssen die Mineralienverluste (Mineralstoffe und Spurenelemente, auch Elektrolyte genannt) wieder ausgeglichen werden. Entsprechende Präparate gibt es im Fachhandel. Verwenden Sie bevorzugt Mittel pflanzlichen Ursprungs (Reformhaus).

„Dysbakterie"-Test
Um die Frage, ob eine Fehlbesiedelung des Darms mit Bakterien und anderen Keimen vorliegt zu klären, gibt es aufwendige Untersuchungen (Stuhlanalysen). Sie

werden in speziell dafür ausgerüsteten Labors vorgenommen (siehe Adreßanhang). Die ganze Abwicklung ist etwas kompliziert, und auch hinsichtlich der Auswertung kann es Probleme geben, allein schon deshalb, weil für eine exakte Lagebeurteilung solche Analysen natürlich sofort vorgenommen werden sollten, die Proben aber üblicherweise erst einmal per Post verschickt werden müssen.

Praxis-Tip, gewiß nicht so aussagekräftig wie richtiggehende Stuhluntersuchungen, dafür aber selbst durchzuführen: der **Indikan-Test nach Sander!** Mittels einer Harnuntersuchung, die jeder zuhause nach Anweisung durchführen kann, lassen sich Rückschlüsse auf den Grad der Dysbakterie im Dickdarm ziehen. Das dazu benötigte Test-Set mit allen Reagenzien und einer detaillierten Anleitung zum Vorgehen erhält man in der Apotheke. „Indikan" ist ein Indigo-Farbstoff, der je nach Zustand des Darmmilieus intensiver oder blasser ausfällt. Bei starker Dysbiose kann der Normalwert (= 0,07 mg pro 100 g Harn) auf das 30-Fache ansteigen (2,1 mg).

Der Indikantest wurde nach dem 2. Weltkrieg in den USA sehr häufig - z.B. von den Darmspezialisten Norman C. Walker und Bernard Jansen - angewendet. Man nahm ihn auch als Indikator für den Grad der „Autointoxikation" (der Rückvergiftung aus dem Darm), dem der Gesamtorganismus durch die vorliegenden Verdauungsstörungen und fehlerhafte Zusammensetzung der Darmflora ausgesetzt ist.

Eßstörungen
Bulimie, Magersucht. Ebenfalls ein trauriger Trend, unter dem vor allem Mädchen und junge Frauen zu leiden haben. Eßstörungen können zu Ursachen für chronische Darmverstopfung werden und zu schweren Darmschädigungen führen, da inzwischen „große Gruppen von Frauen mit Magersucht oder Eß-Brechsucht verschwiegenen Laxanzienmißbrauch betreiben" (Dr. Bernhard Knick, München).

Hämorrhoiden
Guter, vielleicht bester Rat für Betroffene: Aufweichung des Stuhls auf harmlose Weise durch Einnahme von Flohsamen! Paradox: Ärzte weisen ihre Patienten auf dieses enorm hilfreiche Mittel fast nie hin und empfehlen lieber abführende Mittel (was einem Kunstfehler gleichkommt). Ähnliches trifft auf die Behandlungen im Krankenhaus zu (nach Enddarm-Operationen u.ä.). Nichts vermag die inneren Widersprüche und die Patientenferne der herrschenden Medizin besser zu illustrieren als solche „Blackouts" in der Praxis.

Helicobacter pylori

Das Bakterium gilt inzwischen als Hauptverantwortlicher für die chronische Magenschleimhautentzündung, Magengeschwüre und des sich daraus möglicherweise entwickelnden Magenkrebses. Nach Erkenntnissen der WHO (Weltgesundheitsorganisation) ist etwa die Hälfte der Weltbevölkerung(!) mit dem Keim infiziert, nur ein Teil der Betroffenen jedoch entwickelt Symptome. Es sind also ohne Zweifel noch zusätzliche auslösende Faktoren (Ernährungsfehler? Streß? Immunstörungen?) mit im Spiel, die bewirken, daß die Krankheit letztendlich ausbricht.

Darm und Immunsystem

Der menschliche Darm ist eine Art „innere Oberfläche" (Dr. Bernhard Aschner) und in dieser Eigenschaft von ganz eigener Qualität. Dies ersehen wir schlaglichtartig aus dem unten aufgeführten Vergleich. Dabei gilt unsere Aufmerksamkeit erst einmal nur der Schleimhautoberfläche verschiedener Organsysteme des Körpers:

Haut....................2 qm
Atemwege/Lunge........ 80 qm
Darm..............bis 400 qm

Dies allein schon belegt die herausragende Bedeutung des Darmes innerhalb der körperlichen Organisation auf das Anschaulichste. Und es zeigt: Hier, an dieser diffizilen Stelle des Organismus (nicht im Bereich der äußeren Haut, wie wir gemeinhin meinen) findet der intensivste Austausch, die innigste Berührung zwischen Lebensumwelt und leiblicher Innenwelt statt.

Eine ganz zentrale, lebenserhaltende Aufgabe stellt dabei die **Abwehrfunktion** (Immunität) dar, und zwar sowohl im Hinblick auf gefährliche Keime wie auf alle Arten von sonstigen Schadstoffen und natürlichen wie künstlichen Giften.

Der Darm ist in diesem Zusammenhang die „Hauptbarriere" gegen Krankheitserreger und Fremdstoffe schlechthin. **Vier Fünftel des Immunsystems finden sich hier konzentriert,** eine eindrucksvolle Truppen-Parade von hochwirksamen Abwehrkörpern. Jede Störung im Bereich des Verdauungstraktes wird deshalb auch zur existentiellen Gefahr für die Widerstandskraft des Gesamtorganismus, stellt eine einladend offene Tür für Erkrankungen,

Degenerationen, Funktionsverluste an lebenswichtigen Organen, chronischen Leiden dar

Damit dies möglichst nicht eintritt, gibt es im Darm ein **mehrstufiges Abwehr-Bollwerk,** in das die **Darmflora** ebenso eingebunden ist wie die **Schleimhaut** (Schleimbildung, Aufmarschgebiet für bestimmte Abwehrzellen). In der Mukosa, so der Fachausdruck für die Darmschleimhaut, finden sich Abwehrzellen wie Phagozyten oder Lymphozyten, Antikörper (Immunglobuline) sowie Botenstoffe (Zytokine). Hinzu kommt nicht zuletzt noch das sogenannte **„darmassoziierte Immunsystem",** bestehend u.a. aus Plasmazellen und Lymphozyten (B- und T-Zellen). Sie produzieren bestimmte Antikörper, die Immunglobuline, die ihrerseits den Darm und die an der Verdauung beteiligten Organe vor Schädigungen durch Fremdstoffe bewahren. Eine wichtige Stellung im abgestimmten System mehrfach aufgebauter Verteidigungslinien nehmen besondere Schulungs- und Trainingszentren, die sog. Peyer'schen Plaques ein.

Dem Darm mit seinen vielfältigen Abwehrstrategien und den dort angesiedelten lymphatischen Geweben kommt damit eine „Schlüsselstellung im gesamten Immunsystem" (Dr. med. Sigrid Das) zu.

Kiwi
Ein regelmäßiger Verzehr der ascorbinsäurereichen Südfrucht (schon eine Kiwi deckt den durchschnittlichen Tagesbedarf) hat sich besonders bei Verdauungsbeschwerden bewährt. Man beobachtete dabei eine Verbesserung des Darmmilieus. Insbesondere werden die gesundheitsförderlichen Milchsäurebakterien im Dickdarm gefördert.

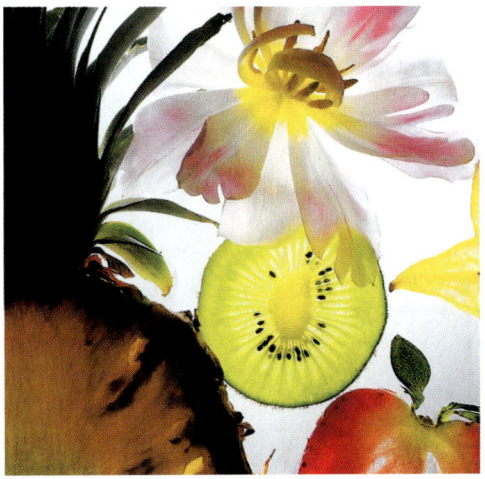

So schön kann eine Kiwi sein. Und so gesund: Bereits eine deckt den täglichen Bedarf des Körpers an Ascorbinsäure!

Koloskopie
Eine Art Sehrohr wird in den Darm eingeführt, um das Innere des Verdauungs-kanals optisch zu untersuchen.

Kolostomie
Künstlicher Darmausgang, meist nach schweren Eingriffen infolge von Dickdarmkrebs. Zehntausende solcher schwer - auch ins persönliche Leben - ein-greifenden Operationen werden bei uns Jahr für Jahr vorgenommen.

Mate-Tee
Die leicht anregende Teespezialität aus Südamerika fördert die Darmbewegung, „aktiviert Ausscheidungsprozesse" und eignet sich deshalb gut als begleitendes Getränk für Entschlackungs- und Reinigungskuren (Entsäuerungskuren). Oft wird es im Zusammenhang mit der Gewichtsreduktion empfohlen.
Mate enthält zwar Koffein, aber geringere Mengen davon als Kaffee oder Schwarztee, eignet sich deshalb auch ganz gut zur „Genußmittel-Entwöhnung". Allerdings sollte man dann aus geschmacklichen Gründen besser zu aromatisier-ten und gerösteten Sorten greifen.

Morbus Crohn
(siehe unter „Colitis ulcerosa und Morbus Crohn")

Was tun bei Mykosen?

Oft ist es so: Medizin, Forschung und Medien verschließen lange Zeit vor einem ganz offenkundigen Problem die Augen. Dann wird man darauf aufmerksam und überschätzt - in einer Art Gegenbewegung des Pendels zur vorhergehenden Ignoranz - die damit verbundenen Gefahren. Als dritte Phase im Umgang mit sol-chen - als neuartig begriffenen - Gesundheitsbedrohungen zeichnet sich letztend-lich eine abgeklärte, ausgewogene Haltung ab.

Dies geschieht im Moment im Falle der (Darm-) Mykosen. Hielt man in bestimm-ten Therapeuten- und Laienkreisen solche pathologischen Pilzbesiedelungen des Darmes eine Zeitlang für die Wurzel fast aller Krankheitsübel, so sieht man die Sache inzwischen differenzierter.

Der Pilz **Candida albicans** - um ihn geht es hierbei in erster Linie - kann innerhalb der Darmflora ganz natürlich und unschädlich - ja symbiotisch zu wechselseitigem Nutzen und Frommen von Keim und Organismus - vorkommen.

Krankmachend im eigentlichen Sinne wird Candida erst, wenn der Pilz sich auf Kosten anderer Mikroorganismen (Bakterien) ausbreitet. In diesem Fall vermag er sogar aus dem Milieu des Darmes „auszuwandern" und innere Organe zu befallen. Dies geschieht beispielsweise bei schweren Erkrankungen wie Krebs oder AIDS und anderen Störungen des Immunsystems.

Es gibt jedoch noch eine weitere körperliche Fehlentwicklung, die dem Pilz Tür und Tor für eine ungezügelte Vermehrung, zu Exkursionen und Eskapaden öffnet: Die schleichende Milieu-Verschlechterung im Darm, wie sie mit Verschlackungsprozessen, trägen Verdauungsfunktionen u.ä. verbunden ist.

Im Zusammenhang mit der Darmsanierung müssen wir den Pilz also als Gegner ernst nehmen, seien die zum Teil apokalyptisch überpointierten Horrorgeschichten über den einzelligen Übeltäter auch überholt.

Eine gezielte, gut dosierte Darmreinigung in Verbindung mit einem Sanierungsprogramm zur Regeneration der Darmflora und Re-Installation eines optimalen Darmmilieus - wie wir es in diesem Ratgeber entwickelt und vorgestellt haben - ist die beste Kur gegen den potentiell gefährlichen Pilz Candida albicans und verwandte Stämme. Denn diese Kleinlebewesen fühlen sich überall dort wohl, wo Konkurrenten sie nicht in Schach zu halten vermögen und der gesunde Stoffwechsel, die Beseitigung von giftigen Stoffwechselprodukten, nicht mehr funktioniert.

Nahrungsmittelallergie
(Wissenschaftlich: Enteritis allergica). Unverträglichkeitsreaktionen des Darmes auf allergischer Basis bei Kontakt mit bestimmten Nahrungs-Inhaltsstoffen.

Unmittelbare Sofort-Symptome für solche Vorgänge im Bereich der Verdauungsorgane sind: Übelkeit, Durchfall, Erbrechen.

Tritt die Reaktion zeitversetzt erst nach Stunden auf, ist es oft schwer, die eigentlichen Auslöser für die Beschwerden zu identifizieren.

Als mögliche Allergieursachen in Frage kommen praktisch alle Lebensmittel, vom Gemüse über Fleisch, Eier und Milch bis hin zu Gewürzen. Eigentlicher Auslöser von allergischen Reaktionen sind in den Speisen enthaltene Eiweißstoffe (insbesondere Enzyme).

In der Statistik stehen frische Sellerie, Gurken und Fenchelknollen als Allergieauslöser ziemlich weit vorne, was in der Regel zu der Empfehlung führt, daß empfindliche Menschen Gemüse vor dem Essen abkochen sollten, da „der Verzehr von viel Rohkost das Auftreten von Allergien begünstigen" könne. Solche Ratschläge sind sicher gut gemeint, gehen aber am Problem vorbei: Denn die Unverträglichkeiten stellen sich z.T. auf der Basis langjähriger Fehlernährung und einem in der Folge „ausgerasteten" Immunsystem ein. Unbehandelte Nahrung ist das einzige „Lebens"-Mittel, das dem Menschen von Natur aus zugedacht ist, und nur sie ist in der Lage, die irregeleiteten Abwehrvorgänge wieder ins Lot zu bringen.

Aber natürlich gilt in der akuten Phase der Unverträglichkeit: die symptomauslösenden Speisen selbst (also z.B. roher Sellerie oder Soja-Produkte) sind streng zu meiden! Was uns nicht umbringt macht uns in diesem Falle ganz und gar nicht stark!

Nahrungsmittel-Unverträglichkeiten
Es gibt auch Unverträglichkeiten bei der Verwertung der Nahrung, die offensichtlich keine allergische Grundlage haben, bei denen also keine Antigene und Antikörper im Spiel sind oder jedenfalls bislang nicht nachgewiesen werden konnten. Solche Phänomene werden häufig von Lebensmittelzusatzstoffen (Farbstoffe, Konservierungsmittel, Glutamat, bestimmte Säuren wie die künstlich zugesetzten Salicylate) ausgelöst. In solchen Fällen ist die Therapie einfach: Umsteigen auf naturbelassene Kost! Denn Lebensmittel-Zusatzstoffe finden sich nur in Fertigprodukten (vom Brot bis zum süßen oder pikanten „Snack" zwischendurch, der Wurst, Käse oder Dosensuppen...), nicht in den ursprünglichen Lebensmitteln selbst.

„Overgrowth-Syndrom"
Weiter vorn waren wir bereits auf die gefährlichen „Überwucherungen" im Darm, also Fehlansiedelungen von Bakterien in unpassenden Verdauungsabschnitten zu sprechen gekommen. Wie gravierend solche unerwünschten Völkerwanderungen im Darm sind, zeigt beispielsweise auch der Umstand, daß der Körper dadurch geradezu mit Vitamin B12 (Cobalamin) vergiftet werden kann. Normalerweise lei-

den wir daran, falls die Einschätzung der amtlichen Ernährungswissenschaft zutrifft, eher Mangel, wenn wir uns rein vegetarisch ernähren. Bakterien können den notwendigen Stoff jedoch in erheblichen Mengen produzieren - und im Dünndarm wird er auch bestens resorbiert und erscheint alsbald (mitunter in unzuträglichen Mengen) im Blut. Bei Vorliegen eines Overgrowth-Syndroms entsteht darüber hinaus eine besonders heimtückische Verbindung, nämlich die **Lithochsäure.** Sie greift speziell die Darmschleimhaut an. Folge: Dieser Schutzwall wird löchrig. Giftige, unerwünschte Substanzen und ganze Keime können ins Blut gelangen. Eine weitere Eskalationsstufe bei der Intoxikation ist erklommen.

„Padma Lax"
Dieses Mittel (in Deutschland rezeptpflichtig) steht im Moment in Gesundheitskreisen als „sanftes Abführmittel" der tibetanischen Medizin in hohem Ansehen. Viele Therapeuten empfehlen das in der Schweiz produzierte Präparat, da es angeblich den Darm nicht reizt, die Darmschleimhäute vielmehr schont oder ihnen gar gut tut, Blähungen beseitigt und den Darm auf milde Art zu verstärkter Aktivität anregt.

Aber auch hier muß man vorsichtshalber auf folgendes hinweisen: Padma Lax enthält unter anderem Aloe. Aloe zählt zu den athrachononhaltigen Pflanzen mit all deren medizinisch inzwischen bekannten und gut untersuchten Risiken. Die verwendeten Pflanzenteile wirken bei der Einnahme darmreizend; vielfach wurden Blutungen registriert - warum sollte dies bei Padma Lax anders sein? Die wissenschaftliche Forschung berichtet hier jedenfalls von positiven Befunden sogar in Richtung erhöhtes Dickdarm-Krebs-Risiko.

Seien Sie also vorsichtig, auch wenn von „harmlosen" fernöstlichen Methoden die Rede ist. Die Einnahme von geheimnisvollen „schwarzen chinesischen Pillen" hat mancher schon bitter büßen müssen. Statt blindem Vertrauen in vollmundige Versprechungen erweist sich der gesunde Menschenverstand und eine gute Portion Skepsis (allerdings ohne Vor-Urteil) als bester Kompaß durch das Labyrinth der Anpreisungen und Behauptungen.

Polypen
(Darmpolypen). Gutartige Geschwülste des **Dick**darms, die kirschförmig, strauchartig oder auch „rasenförmig" in die Darmlichtung hineinragen. Sie sind meist relativ klein, können aber auch mehrere Zentimeter groß werden).

In der Medizin gilt der Grundsatz, solche erkannten Polypen möglichst umgehend und vollständig zu entfernen. Dies kann im Verlaufe einer Koloskopie mit Hilfe bestimmter elektrischer Schlingen und Zangen (schmerzlos) geschehen. Manchmal muß zu einer Operation gegriffen werden. Zur Beseitigung rät man deshalb, weil die Polypen ein sogenanntes zentrales Karzinom enthalten, also bösartig entarten können.

Französische Untersuchungen haben gezeigt, daß bestimmte Ernährungspraktiken einem Auftreten solcher Gebilde entgegenwirken. Dazu gehört vor allem eine ballaststoffreiche Kost (Obst-Gemüse-Rohkost, Getreide, Nüsse in kleineren Mengen). Eventuell sollten B-Vitamine (vor allem B6) und Magnesium sowie Kalium ergänzt werden (Präparate, Ernährungsmaßnahmen). Zu meiden / einzuschränken sind vor allem Fleisch und alle fettreichen Speisen (gesättigte Fettsäuren) sowie eine proteinüberschüssige Kost (Eiweißmast). Diese Ergebnisse decken sich weitgehend mit dem, was weiter vorn zur optimalen Darmernährung und den nichtmukoiden Lebensmitteln gesagt wurde.
Wer unter Darmpolypen leidet, kann der Bildung bösartiger Zellen durch die Einnahme von Antioxidantien - vor allem Vitamine E und C, Beta-Karotin sowie das Spurenelement Selen und die Verbindung Glutathion - entgegenwirken.

Reizdarm
Auch unter der Bezeichnung „Streßdarm" bekannt. Bei Diagnosen taucht in diesem Zusammenhang oft die Bezeichnung „funktionelle Störung" auf, wobei – vorerst – keine ernsthaften organischen Veränderungen zugrundeliegen oder erkennbar erscheinen, sondern die Ursachen zumindest zu erheblichen Teilen lebensbedingt sind. Auf Hektik, nervöse Anspannung, Sorgen reagiert gerade der Verdauungsapparat sehr sensibel, antwortet in der ihm eigenen Sprache mit Beschwerden vielfältiger Art. Diese können sich z. B. in Form von unklaren, anfallartig auftretenden Bauchschmerzen bemerkbar machen. Typisch sind Symptome wie Verstopfung (vor allem) oder Durchfall (seltener), erhöhte Blähungsneigung u.ä. Frauen sind zwei- bis dreimal häufiger betroffen als Männer. Es wird geschätzt, daß nicht weniger als 14 bis 22 Prozent der Bevölkerung in den Industrieländern darunter leiden.

Der Reizdarm gilt als „Krankheit unklarer Ursache". Ein Hauptauslöser ist jedoch zweifellos in der verbreiteten Fehlernährung zu suchen. Auch hier gilt: Die Kostumstellung in Richtung nichtmukoider Lebensmittel bietet die beste Gewähr, seine Beschwerden vollständig zu überwinden. Außerdem gilt es, sich ein effektiveres Streßmanagement anzueignen (passende Entspannungstechniken von Autogenem Training bis Zilgrei).

Hilfreicher Praxistip: Flohsamen beschleunigt nicht nur die Verdauungsabläufe. Er wirkt auch regulierend und dämpft z.B. die übertriebene Ausscheidungsaktivität des Darmes bei Durchfällen. Man empfiehlt ihn deshalb auch im Falle eines Reizdarms, einer Erscheinung, unter der erstaunlich viele Menschen leiden. Auch bei Anwendung der Mikrobiologischen Therapie hat man über positive Effekte berichtet.

Wurst oder Häufchen?
Klarstellungen zum „wohlbeschaffenen" Stuhl

Aus dem menschlichen Stuhl und seiner Beschaffenheit nach dem Verlassen des Körpers wurde mehr und Wunderlicheres herausgelesen als aus dem Kaffeesatz. Schlauer ist man aber dabei nicht geworden. Eher haben sich die medizinischen Kapazitäten der Lächerlichkeit ausgesetzt durch ganz bemerkenswerte Kurzsichtigkeit und Uneinsichtigkeit in die tatsächlich statthabenden körperlichen Abläufe. Zum Gespött wurden sie nicht wegen der Scham oder Verschämtheit, die bei diesem „anrüchigen" Kapitel menschlicher Befindlichkeiten immer im Spiel sind. Vielmehr griffen und greifen sie bei ihren Schlüssen und Einschätzungen voll daneben:

Noch immer kolportiert man längst überholte Angaben wie etwa: 100 bis 150 g Stuhl sollten pro Tag ausgeschieden werden (oder eben 250 g alle zwei Tage usw.). Solche Aussagen zeugen von einer totalen, geradezu mutwilligen Ahnungslosigkeit der Experten. Hier wird ganz einfach ein Mißstand protokolliert und zum Maß aller (angeblich) normalen Dinge gemacht.

Denn Tatsache ist: Wieviel Stuhl produziert wird, hängt vornehmlich davon ab, was wir essen, ob Fleisch oder Obst und Gemüse, ob Vollkorn oder Käse, ob ballaststoffreich oder faserarm. Es gibt keine „Idealmenge an Stuhl", und wenn man es mit einer solchen „Empfehlung" wirklich ernst nehmen würde, müßte man dafür ein Vielfaches der durchschnittlichen Werte ansetzen.

Dasselbe gilt für die „optimale Konsistenz" unserer Hervorbringungen auf dem stillen Örtchen. Sowohl dessen Färbung wie Formung hängen entscheidend von der Art der genossenen Speisen ab. Ein vielgängiges Festmenü mit Braten, Klößen und Desserts führt zu völlig anderen Ergebnissen als ein Müsli oder ein Krautsalat. Auch hier wird die abnorme Realität (fester, „gutgeformter" Stuhl) zur Norm erhoben. Wichtiger als die Formung und Färbung ist, ob der Stuhl beispielsweise – unerwünscht - klebrig ist oder sich – erwünscht – leicht und ohne anhaftende Reste von der Kloschüssel löst.

Verstopfung
Wer den Dickdarm grundlegend saniert und bestimmte Ernährungs-Spielregeln einhält, wird mit dem Stuhlgang keine Probleme mehr haben. Wenn es trotzdem nicht so richtig klappen will, sollte dies immer eine Veranlassung sein, die gesamte Lebensführung auf den Prüfstand zu stellen. Doch ist der Mensch keine Maschine. Vielfältige momentane Einflüsse haben Rückwirkungen auf die Verdauung. Oft hilft bei einer akuten, kurzfristigen Verstopfung ein Hausmittel, und zwar beispielsweise in Gestalt folgender

Verdauungs-Drinks, jeweils morgens auf nüchternen Magen genossen:
1 Glas **Molke** (oft wird auch Buttermilch empfohlen). Molke enthält Milchzucker, der erst im Dickdarm verdaut wird. Die dabei dann eintretende Aktivität (Milchsäureproduktion) in den unteren Verdauungsabschnitten fördert die erwünschte Darmentleerung.
1 Glas Pflaumensaft.
1 Glas Obstessig (1 Eßlöffel Obstessig + Mineralwasser).
1 kleines Glas Sauerkrautsaft.

Erste (Selbst-) Hilfe bei Verstopfung:
Auf Reisen beispielsweise, bei Besuchen in fremder Umgebung kann es schon passieren, daß auch der funktionstüchtigste Darm einmal streikt. Wer diesen Zustand nur schwer aushält, wem dies unangenehm ist, kann sich ausnahmsweise behelfen mit:

• **Glycerin-Zäpfchen,** am besten aus hauseigener Produktion.
Fertigt man sie selbst an, dann weiß man wenigstens, was drin ist. *Und so geht man dabei zu Werke:* Man besorgt sich aus Drogerie oder Apotheke **Glycerin** und **Kakaobutter.** Fürs kleine Reisegepäck sollten es 5 Zäpfchen tun. Dazu nimmt man 10 g Kakaobutter, schmilzt sie im Wasserbad und fügt 5 g Glycerin hinzu. Nun gut verrühren, abkühlen lassen, aus der Masse Zäpfchen formen und im Kühlschrank

fest werden lassen. Danach kann man sie zur Aufbewahrung einzeln in Alufolie einpacken, in einem Schächtelchen verwahren und überall hin mitnehmen.

Yucca

Die Yucca-Palme stammt aus Amerika und war Bestandteil der indianischen Medizin. Dort galt sie bei den Navajos als „einzige Pflanze, die körperlich und spirituell reinigen kann" (Dahlke/ Ehrenberger).Es handelt sich um ein immergrünes Agavengewächs (Yucca Schidigera), auch Lilienpalme genannt, das in Hochwüstengebieten Nord- und Mittelamerikas vorkommt. Den enthaltenen Inhaltsstoffen (Enzyme,

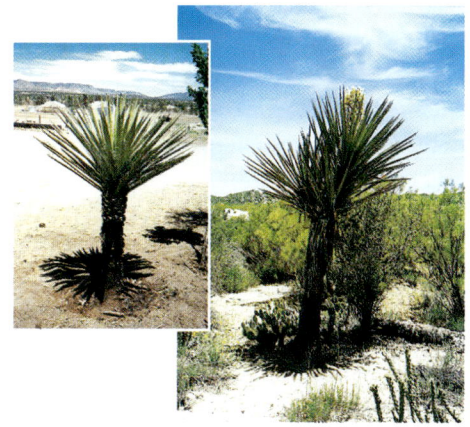

Bereits die Navajo-Indianer verehrten die Yucca-Palme als eine Pflanze für die körperliche und spirituelle Reinigung

Saponine, Antistreß-Faktoren, Chlorophyll, Aminosäuren) sagt man besondere Entgiftungs- und Reinigungseigenschaften nach. In unserem Zusammenhang kommt dabei besonders die lösende „Seifenwirkung" von Yucca-Präparaten zum tragen. Sie beruht auf dem hohen Gehalt an Saponinen, die im Darm richtiggehend aufschäumen und dort quasi als Reinigungsmittel aktiv werden. Sie fungieren unter anderem auch als Emulgatoren, bringen also vorhandenes Fett mit Wasser in Lösung und helfen dadurch, fettige Strukturen und Komplexe auszuscheiden. Besonders wirkungsvoll ist eine solche Yucca-Darmentschlackung, wenn gleichzeitig Flohsamen (mit viel Flüssigkeit) sowie Präparate zur Regeneration der Darmflora eingenommen werden.

Zöliakie/Sprue

Unverträglichkeit bzw. Überempfindlichkeit gegenüber Gluten/Gliadin, einem Bestandteil des Klebereiweißes der meisten Getreidearten (Weizen, Roggen, Hafer, Gerste und Dinkel).

Das Leiden wurde bereits im 19. Jahrhundert durch den englischen Mediziner Samuel Gee beschrieben, jedoch erst um 1950 hinsichtlich seiner Ursachen durch den holländischen Artz Dicke aufgeklärt. Eine bestimmte Zahl von Menschen (einer von etwas mehr als 1000) reagiert danach genetisch bedingt mit starken Symptomen auf den Kontakt mit Gluten. Die Beschwerden äußern sich in Durchfällen, Bauchschmerzen, Fettstühlen; außerdem wird die Nahrung sehr viel schlechter verwertet, was zu Mängeln an bestimmten Wirkstoffen führt.

Grund dafür ist der Umstand, daß sich im Dünndarm die für die Resorption verantwortlichen Darmzotten verkürzen. Dadurch wird die Oberfläche des Darmes kleiner.

Folgeerscheinungen sind beispielsweise Eisenmangelanämie (Blutarmut), Defizite an Folsäure, Vitamin B12 und anderen Spurenstoffen.

Mit der Zöliakie einher geht oft auch eine **Milchzuckerunverträglichkeit.** Außerdem ist das Risiko, an einem Darmkrebs zu erkranken, erhöht.

Das Leiden tritt meist - oft nicht richtig oder rechtzeitig diagnostiziert - schon beim Säugling auf (häufiges Erbrechen, Appetitlosigkeit und Wachstumsstörungen), wenn zum ersten Mal glutenhaltige Kost zugefüttert wird.

Beim Erwachsenen ist das Erkrankungsrisiko gering; das Leiden verläuft sanfter und wird dann „einheimische Sprue" genannt.

Die herkömmliche Behandlung besteht darin, das Gluten aus der täglichen Kost auszuschließen. Glutenhaltige Getreide sowie alle daraus gefertigten Produkte müssen streng gemieden werden, was heute gar nicht so einfach ist, da sich Bestandteile beispielsweise aus Weizen in vielen Fertiggerichten finden. Ausweichen können Betroffene und deren Familien auf Mais, Reis, Hirse sowie die Nicht-Getreidearten Buchweizen, Amaranth und Quinoa.
Es sei noch erwähnt, daß es für die Gluten-Unverträglichkeit auch andere Deutungen gibt als die schulmedizinischen. Manche halten solche Erscheinungen für Hinweise darauf, daß die Getreidearten (getrocknete Samen) für die menschliche Ernährung ganz allgemein problematisch sind (wofür auch die mukoide Wirkung im Darm sprechen würde). Dr. M. O. Bruker wiederum ist davon überzeugt, daß sich die Krankheitssymptome geben, wenn der Körper nur konsequent vitalstoffreich-vollwertig versorgt wird und man bestimmte unzuträgliche Erzeugnisse meidet (Fabrikzucker, Säfte, raffinierte Fette u.ä.).

17. Kapitel
Glossar – Adreßanhang

Nützlicher Rat & praktische Hilfe

Für Darmreinigungsmaßnahmen brauchen wir keine große apparative Ausrüstung. Sie sind auch nicht teuer und aufwendig. Trotzdem müssen wir uns dafür immer einmal wieder einige (gute) Dinge besorgen. Auch hierbei soll der Leser nicht alleingelassen werden und auf sich selbst gestellt bleiben. Deshalb nennen wir Ihnen Ansprechpartner und Bezugsquellen für im Buch erwähnte Artikel und Hilfsmittel.

Ein besonderer Service für die Leser dieses Buches: Der Adreßanhang wird fortlaufend aktualisiert. Die jeweils neueste Ausgabe dieses kleinen Sammelwerkes für nützliche Utensilien und Adressen erhalten Sie gegen Rückporto (DM 2,20 in Briefmarken) beim Autor:

Norbert Messing, Rosenweg 3, 76698 Ubstadt-Weiher.

Ayurveda
Gesellschaft für Heilung und Gesundheit e.V., Postfach 1211, 83022 Rosenheim, Telefon 08031/380891, Fax 380792 (Ayur-Vedic-Colon-Cleaning).

Brottrunk
Infos/Bezugsquellenhinweise: Kanne Brottrunk GmbH & Co. KG, Im Geistwinkel 40, 44534 Lünen, Telefon 02592/9740-0.

Colitis ulcerosa und Morbus Crohn
CED-Hilfe e.V., Fuhlsbüttler Str. 401, 22309 Hamburg, Telefon + Fax 040/6323740. Deutsche Morbus Crohn/Colitis ulcerosa Vereinigung e.V. (DCCV), Paracelsusstr. 15, 51375 Leverkusen, Telefon 0214/87608-0.

Clean-Me-Out-Methode
Dr. Doris Ehrenberger, Jagdschloßgasse 57, A-1130 Wien, Telefon 0043/1/8022486.

Colon-Hydro-Therapie
Adressen von guten, erfahrenen Behandlern zu erhalten ist nicht ganz einfach. Die großen Anbieter (Hersteller, Vertreiber) von entsprechenden Geräten verfügen jeweils über eigene Anschriftenlisten mit bis zu 800 Therapeuten. Dort kann man dann regionale Ansprechparter erfahren. Allerdings handelt es sich dabei (nur) um die jeweiligen Kunden der Firmen, und Auskünfte von dieser Seite sind deshalb naturgemäß weder umfassend noch unbedingt objektiv.
Auch Therapeutenvereinigungen, so hört man in der Szene, wurden in der Vergangenheit vor dem Hintergrund einer engen Bindung an bestimmte Geräte-Anbieter ins Leben gerufen.
Es gibt überdies keinen „Ausbildungsgang" zum CHT-Therapeuten, keine anerkannten Fortbildungen - kurzum: auf diesem Sektor herrscht gewissermaßen noch „Wilder Westen", was aber nichts über Wert oder Unwert der Therapie aussagen muß.
Unser Rat deshalb: Wenn Sie eine Behandlungsmöglichkeit suchen und nicht die erste (und vielleicht nicht beste) Möglichkeit wahrnehmen möchten, so informieren Sie sich an verschiedenen Stellen. Erkundigen Sie sich auch danach, wie lange der Arzt oder Heilpraktiker das Verfahren schon praktiziert.

Geräte, Hersteller:
Fritz Schiele Arzneibäder-Fabrik GmbH, Postfach 1342, 25454 Rellingen, Telefon 04101/34239, Fax 33468.
Kress GmbH, Buschstr. 6, 63768 Hösbach, Telefon 06021/550966, Fax 550977.
B & K Medizinbedarf GmbH, Jahnstr. 6, 63834 Sulzbach/Main, Telefon 06028/20477, Fax 20488.
Pulsamed Medizin-Technik, Johann-Philipp-Reis-Str. 2, 55469 Simmern, Fax 06761/2065.
Humares GmbH, Kanalstr. 17-19, 76356 Weingarten, Telefon 07244/706107, Fax 706109.
Fa. H & K Hospital, Zum Tierpark 19, 57614 Steimel, Telefon 02684/91580, Fax 915815 (Colon-Resonanz-Hydromat).

Bundesverband der Colon-Hydro-Therapeuten, Rothgerberbach 6, 50676 Köln. Infos sind auch erhältlich beim Verband zur Förderung biologischer Therapien e.V., Postfach 2171, 88111 Lindau.

Entspannungstechniken

• Fragen Sie bei Ihrer **Krankenkasse** nach. Oft werden dort entsprechende Kurse konzipiert, organisiert oder zumindest gefördert, und man kann Ihnen Veranstalter, Termine und Kosten nennen.

• Dasselbe gilt für die **Volkshochschule** in Ihrer Nähe.

• Hilfreich sind besonders die Veranstaltungen von örtlichen Kneipp- oder Naturheil-Vereinen. Die Adressen solcher Initiativen vor Ort erfahren Sie beim • Deutschen Naturheilbund e.V., Kreuzbergstr. 45, 74564 Crailsheim, Telefon 07951/5504, Fax 45568. Oder Sie wenden sich an den • Kneipp-Bund e.V., Postfach 1452, 86817 Bad Wörishofen, Telefon 08247/3002-0, Fax 3002-199.

• Techniken wie das Autogene Training können unter bestimmten Voraussetzungen „auf Krankenschein" in Einzelbehandlungen bei Fachärzten angeeignet werden. Ansprechpartner auch hier: Ihre örtliche Krankenkasse.

• Abschalten lernt man nicht nebenbei, zwischen zwei geschäftlichen Terminen, sondern am leichtesten wohl im Urlaub. Reiseveranstalter, die solche Angebote in großer Zahl und Auswahl im Programm haben, sind z.B.:

• Werner Fiedler und Team, Lebensgarten Steyerberg e.V., Ginsterweg 3, 31595 Steyerberg, Telefon 05764/2370, Fax 2578. Fasten-Veranstaltungen an ausgewählten Orten. QiGong, Trance-Tanz, Meditation, Bewegungs-, Entspannungs- und Atemtraining. Energiearbeit, begleitende Selbsterfahrung.

• SKR Studien-Kontakt-Reisen GmbH, Postfach 201051, 53140 Bonn, Telefon 0228/935730, Fax 9357350. Spezial-Reiseveranstalter für bewußtes Reisen mit umfangreichem Programm. Aktiv- und Kreativurlaub. Fasten. Alternativmedizin. Meditation. Unterkunft in Bio-Hotels u.ä. mit Vollwertkost.

• Neue Wege, Seminare & Reisen GmbH, Niels-Bohr-Str. 62, 53881 Euskirchen, Telefon 02255/950095 + 96, Fax 950097. Urlaubsveranstaltungen mit besonderen Gesundheitsangeboten (Yoga, QiGong, Meditation, Tai-Chi u.a.) in Spanien, Italien, Griechenland, Frankreich, der Schweiz, Österreich. Jeweils mit vegetarischer Vollwertkost.

• Lotus Travel Service GmbH, Klenzestr. 39, 80469 München, Telefon 089/2011288, Fax 2013593. Zen, „Mystic Journey", Ayurveda, Feldenkrais u.ä.:

• Zorbas Travel, Rumfordstr. 21, 80469 München, Telefon 089/29160680, Fax 29160754. Urlaub mit Seminaren, Meditation.

• Trans Inside Travel, Postfach 1631, 83506 Wasserburg, Telefon 08071/2781, Fax 5824. Strandurlaub mit Meditations- und Kreativangeboten. Yoga, Entspannung, Kinderprogramme, Kurse.

• ReNatour - das andere Reisebüro, Hirschberger Str. 48, 90473 Nürnberg, Telefon 0911/890704, Fax 890779. Aktivurlaub, Meditations- und Kreativurlaub. Fasten u.a.

Darüber hinaus kann sich jeder bei den entsprechenden Berufsverbänden nach Kursen, Veranstaltungen, Kursleitern in seiner Nähe erkundigen. Beispielsweise beim: • Bundesverband Deutscher Yogalehrer (BDY) e.V., Helga Simon-Wagenbach, Heinrich-Grob-Str. 48, 97250 Erlabrunn, Telefon 09364/4797, Fax 7208.

Erdmandel

Dieses wertvolle, ballaststoffreiche Nahrungsergänzungsmittel ist bei uns noch wenig bekannt. Infos darüber und das Produkt selbst können Sie erhalten bei: • Dr. Metz KG, Postfach 1446, 65764 Kelkheim, Telefon 06195/3071, Fax 8729.

Eßstörungen, Bulimie u. ä.

• Bundesfachverband Eßstörungen e.V., Kurt-Schumacher-Str. 2, 34117 Kassel, Telefon 0561/713493, Fax 710227. • Bulimie-Zentrum e.V., Telefon 069/723333, Fax 172264.

Fasten, Heilfasten, Fasten vor Ort, Fastenwandern u.ä.

• Fastenwander-Zentrale, Postfach 2869, 67616 Kaiserslautern, Telefon + Fax 0631/47472.

• Ärztegesellschaft Heilfasten und Ernährung, Säntisstr. 82, 88662 Überlingen, Telefon 07551/807805.

Flohsamen

Gute Informationen zum Thema Plantago und zur Bedeutung der Ballaststoffe allgemein gibt es bei der Fa. Dr. Falk Pharma GmbH, Postfach 6529, 79041 Freiburg, Telefon 0761/13034-0, Fax 13034-21.

Frischpflanzensäfte
Pflanzen-Preßsäfte (Öko-Qualität) stellt die Fa. Herbaria Kräuterparadies (Westerbergstr. 2, 83727 Schliersee, Telefon 08026/4051, Fax 6918) her. In Reformhäusern gibt es die Schoenenberger-Frischpflanzensäfte (Pflanzensaftwerk Walther Schoenenberger GmbH, Postfach 1120, 71102 Magstadt). Auch in Apotheken sind entsprechende Aufbereitungen erhältlich.

Heilerde
• Grüne Mineralerde („Terra Natura"): Jatex GmbH, Werderstr. 28, 75173 Pforzheim, Telefon 07231/927118, Fax 290866.
Stichwort „Vulkanasche-Fasten": Vulkan-Heilerde wird angeboten bei: Wilhelm Seul Bio- und Naturprodukte, Am Schelmenhau 19, D-88356 Ostrach, Telefon 07585/3118, Fax 3119. Schweizer Vulkan-Heilerde (extra fein präpariert, sandfrei) und kieselsaure Tonerde.

Konjac-Mehl
Den Ballaststoff aus Fernost gibt es vereinzelt in Apotheken sowie in allen Filialen der Spinnrad-Drogerie (Infos über die Zentrale: Spinnrad GmbH, Am Luftschacht 3 A, Telefon 0209/17000-0, Fax 17000-40).

Künstlicher Darmausgang / Patientenselbsthilfe
• Deutsche Ileostomie-Colostomie-Urostomie-Vereinigung (ILCO) e. V., Kepserstr. 50, 85356 Freising, Telefon 08161/84909 + 84911, Fax 85521.

Kwasz
Infos können angefordert werden bei: Bäckerei Bahde GmbH, Nessdeich 166, 21129 Hamburg-Finkenwerder, Telefon 040/7426579, Fax 7425706.

Mayr-Kur
• Gesellschaft der Mayr-Ärzte e. V., A-9082 Maria Wörth-Dellach.

Mikrobiologische Therapie
• Institut für Mikroökologie, Postfach 1765, 35727 Herborn, Info-Telefon 02772/931-0.

Reizdarm

Selbsthilfe: • Deutsche Reizdarmhilfe e.V., Braunschweiger Str. 12, 31303 Burgdorf, Telefon 05136/896106, Fax 373662. Dort gibt man auch eine Vereinszeitschrift heraus („DarmVital") und veranstaltet den „Deutschen Reizdarmtag" (Patienten-Arzt-Symposien).

Schroth-Kur

• Internationaler Schrothverband e. V., Postfach 80, 87528 Oberstaufen, Telefon 08386/93000.

Stuhluntersuchungen (Dysbakterie? Mykosen?)

• Labor Dr. Hauss, Postfach 1207, 24332 Eckernförde, Telefon 04351/3411.
• Institut für Mikroökologie, Postfach 1765, 35727 Herborn, Info-Telefon 02772/931-0.
• Labor Dr. Schuler, Etztalstr. 14, 82335 Berg, Telefon 08151/50044.
• Labor L + S AG, Mangelsfeld 4, 97708 Bad Bocklet, Telefon 09708/91000, Fax 6885.

Trinkwasserchloridierung

Erkundigen Sie sich bei Ihrem örtlichen Wasserwerk, ob eine solche Chloridierung (wird vorgenommen bei erhöhter Bakterienbelastung) in Ihrem Wohnbezirk vorliegt. Ansprechpartner ist für diese Frage auch das Gesundheitsamt.

Zöliakie/Sprue

Deutsche **Zöliakie**-Gesellschaft e.V., c/o Sofia Beisel, Filderhauptstr. 61, 70599 Stuttgart, Telefon 0711/454514, Fax 4567817. Speziell in Bioläden kostenlos erhältlich: Ein Info zum Thema, das von den Unabhängigen Gesundheitsberatern, Gießen, zusammengestellt wurde (UGB e. V., Keplerstr. 1, 35390 Gießen, Telefon 0641/77785, Fax 78568). Ein Faltblatt **„Essen und Trinken bei Zöliakie/Sprue"** ist erhältlich bei der Deutschen Gesellschaft für Ernährung (DGE), Postfach 930201, 60457 Frankfurt/M. (bitte DM 3,- in Briefmarken beifügen).

Bildquellen
(in chronologischer Reihenfolge):

Deutsche Krebsgesellschaft e.V., Frankfurt / Main, aus der Broschüre:
„Darmkrebs verhindern - was kann ich tun?" (S. 13, 86);
Ketchum Public Relations GmbH, München (S. 19);
MEV Verlag, Augsburg (S. 19, 23, 47, 61, 90, 120, 128);
Rosch Nikolas, Epstein-Bremthal (S. 24);
Jonathan Gesundheitsseminare, Fasten und Wandern, Ensdorf (S. 35);
Kurhotel Rickatschwende, Dornbirn (S. 52);
F.X.Mayr Zentrum Parkhotel, Igls, Tirol (S. 57);
Jürgen Jora „Das TU EGO Methode Buch", Tu-Ego-Verlag, Hamburg (S. 62);
Günther W. Frank: „Kombucha. Das Teepilzgetränk", Ennsthaler Verlag,
A-Steyr (S. 74); Wirths Public Relations / Kanne Brottrunk (S. 74);
Dr. Erich Rauch „Die F.X.Mayr-Kur...und danach gesünder leben",
Karl Haug Verlag (S. 94);
Gesellschaft für Heilung und Gesundheit e.V., Rosenheim (S. 101);
Walter Bützer (S. 107); Marianne Meyer „Spirulina: Das blaugrüne Wunder",
Windpferd Verlag, Aitrang (S. 108);
sigma-tau Arzneimittel GmbH, Düsseldorf (S. 128); Navajola, Bremen (S. 139)

H.-D. Bach

Sprechende Gesichter

Erkenne das Antlitz und hilf dem Körper

Ein wertvoller Ratgeber für Laien, aber auch Therapeuten - mit dem besonderen ganzheitlichen Therapiewegweiser

In seinem neuen Werk der Visuellen Diagnostik zeigt H.-D. Bach die wichtigsten Phänomene des Gesichts. Dieses Buch versetzt auch den Nichtfachmann in die Lage, augenblicklich jede der prinzipiellen Gesichtsfalten deuten zu können. Der Leser erkennt körperliche Schwachstellen, Erkrankungsveranlagungen oder schon bestehende Leiden. Einige Falten verraten zusätzlich die seelischen Besonderheiten des Trägers.

Daneben entschlüsselt H.-D. Bach weitere bedeutungsvolle Merkmale des Antlitzes wie z.B. verschiedene Nasenformen, Besonderheiten des Ohres, der Zunge, des Kinns, des Antlitzes insgesamt sowie die „Ausstrahlung des Menschen".

Bach hat uralte Diagnoseformen in über 25jähriger Praxisarbeit mit Patienten beobachtet und weiterentwickelt.

Erstmalig informiert er den Leser in diesem Werk auch in leicht verständlicher Form über die Erkenntnisse der ostasiatischen Medizin mit dem ältesten kulturhistorischen Wissen der Welt. Zum Beispiel: In welcher Jahreszeit entwickelt welches Organ die größte Aktivität? Störungen und Krankheiten heilen schneller, wenn das „Jahreszeitenorgan" mitbehandelt wird.

H.-D. Bach

Sprechende Gesichter

Erkenne das Antlitz und hilf dem Körper

60 Farbfotos

Mit biologischem Therapiewegweiser

Ein BIO Ritter Ratgeber

Aus der Fülle des Inhalts einige Beispiele:
● Fehlende Nasen-Lippenfalten ● Rote Punkte oder bläuliche Äderchen auf der Nasenspitze ● Die gespaltene Nasenspitze ● Das dicke untere Ohrläppchen ● Besondere Phänomene der Lippen ● Wechselnd gerötete Zungenspitze ● Nach unten abfallende Mundwinkelfalten ● Die untere Kinnfalte ● Pergamentfalten der Wangen ● Die Ausstrahlung des Menschen ● Tränensäcke ● Waagerechte Stirnfalten ● Senkrechte Stirnfalten und viele andere Faltenbildungen und Antlitzzeichen mehr.

Dazu der umfangreiche tabellarische Wegweiser zur „Naturheillkundlichen Therapie" - mit einer Fülle von praktischen und wertvollen Hintergrund- und Detailinformationen.

„Sprechende Gesichter"
**232 Seiten, 63 farbige Bilder,
Best.-Nr. 796, DM 44,-
ISBN 3-920788-36-2**

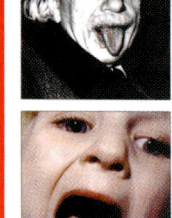

H.-D.Bach
Äußere Kennzeichen
innerer Erkrankungen
Band 2

Krankheit und Zunge

Farbatlas und Lehrbuch
der Zungendiagnostik

Mit über 500 naturheilkundlichen
Therapie-Empfehlungen

SONDERKAPITEL
Zunge, Milz, Antlitz, Körper

H.-D. Bach
Band II Antlitzdiagnostik

Krankheit und Zunge

Farbatlas und Lehrbuch der Zungendiagnostik. Mit über 500 naturheilkundlichen Therapie-Empfehlungen

Mit diesem Werk aus dem BIO Ritter Verlag legt der bekannte Heilpraktiker Hans-Dieter Bach den zweiten Band der Reihe 'Äußere Kennzeichen innerer Erkrankungen' vor. Auch hier geht es um die wichtige Wiederbelebung einer Diagnosemethode, die zwar in der praktizierten Medizin bekannt ist, deren umfangreiche Möglichkeiten jedoch kaum genutzt oder auch nur beachtet werden.

Durch jahrelange praktische Beobachtung hat H.-D. Bach herausgefunden, daß nicht nur die berüchtigte 'belegte' Zunge Signal für bedeutende körperliche Vorgänge und Veränderungen ist. Sondern daß die Zunge buchstäblich eine eigene Sprache spricht, die man verstehen lernen kann.

Diese besondere Art von Sprachkursus hat sich H.-D. Bach selbst verordnet, nachdem er in der zweiten Hälfte der 80er Jahre die Entdeckung machte, wie sich bei seinen Patienten auch die Zungenoberfläche veränderte, wenn sie körperliche und gesundheitliche Veränderungen durchmachten.

Eine der herausragenden Erkenntnisse bei der folgenden intensiven Beobachtung und Untersuchung dieses Phänomens: Die Zunge zeigt zuverlässig nicht nur organische sondern auch funktionelle Leiden an.

Schlagartig wurde H.-D. Bach die Tragweite dieser Entdeckung bewußt. **Nun war bzw. ist es möglich, ohne aufwendige technische, oft unzuverlässige Hilfsmittel krankhafte Organveränderungen und -schwächen zuverlässig zu diagnostizieren und eine gezielte Therapie zu beginnen.**

Schon aus diesem Grund - weil die medizinisch-technischen Geräte gerade bei der großen Gruppe der funktionellen Krankheiten und Störungen versagen - hat es sich H.-D. Bach zur Aufgabe gemacht, seine umfassenden, in der Praxis immer wieder bestätigten Erkenntnisse in diesem nun vorliegenden Lehrbuch und Farbatlas für Therapeuten und interessierte Laien zusammenzufassen.

Darin beschreibt er u.a.: Zunge und Mundhöhle - Spiegelbild innerer Vorgänge des Gesamtorganismus ● Die Zunge als Spiegelbild wechselnder Lebensphasen ● Zungenbeläge ● Größen- und Formveränderungen der Zunge ● Teilveränderungen von Zunge und Papillen ● Verschiedene Merkmale der Zunge ● Zunge, Milz, Antlitz, Körper.

Das Buch von H.-D. Bach 'Krankheit und Zunge' enthält außerdem auf 33 Seiten einen wertvollen, übersichtlich gegliederten Wegweiser für biologische Therapien, aufgeschlüsselt nach den Stichworten 'Organ-Krankheit-Beschwerden' für 22 Krankheitsgruppen.

<u>Krankheit und Zunge,</u>
180 Seiten, 87 farbige Bilder
Best.-Nr. 659,   DM 98,—
ISBN 3-920 788-34-6

BIO Ritter Ratgeber

H.-D. Bach
Band I Antlitzdiagnostik

Äußere Kennzeichen innerer Erkrankungen

Antlitzdiagnostik
Visuelle Diagnostik
Krebsfrühzeichen des Antlitzes
Biologische Therapie
Der unentbehrliche Ratgeber für Heiler,
Kranke und alle, die gesund werden und
bleiben möchten

Das Äußere des menschlichen Körpers, einschließlich des Gesichts und der Gliedmaßen, ist wie ein Atlas des gesamten Organismus. Heilpraktiker Hans-Dieter Bach hat in über 25 Praxisjahren die Methode der Diagnostik äußerer Kennzeichen vertieft und weiter ausgebaut. Heute weiß er: **Auch schwere Erkrankungen wie Krebs zeichnen sich - in des Wortes wahrster Bedeutung - schon Jahre vor dem Ausbruch der Krankheit deutlich sichtbar ab.**

Diese Signalsprache unseres Organismus hat Hans-Dieter Bach anhand vieler markanter Beispiele dokumentiert. Seit vielen Jahren demonstriert der Autor in Vorträgen vor größerem Fachpublikum, daß Krebskranke schon Jahrzehnte vor Ausbruch ihres Leidens markante Antlitzveränderungen aufweisen. Diese Beobachtungen gibt er nun in der überarbeiteten 7.Auflage von 'Äußere Kennzeichen innerer Erkrankungen' an die Leser weiter. Alle Fälle werden durch Farbfotos aus eigener Praxis dokumentiert.

Bach fordert, diese frühen Hinweise zu nutzen, um somit durch vorbeugende Maßnahmen - Ernährungsumstellung, Vermeidung von krankheitsfördernden Gewohnheiten u.a. - den Ausbruch einer ernsten Krankheit zu verhindern. Sinngemäß gilt diese Handlungsweise auch beim Vorliegen anderer beschriebener Antlitzbzw. Körperzeichen, die Krankheiten offenbaren. Das Buch von Hans-Dieter Bach 'Äußere Kennzeichen innerer Erkrankungen - Antlitzdiagnostik, Visuelle Diagnostik' (Krebsfrühzeichen des Antlitzes, Biologische Therapie, Schlagwortverzeichnis) ist ein einzigartiger Ratgeber, Lehrbuch und Farbatlas.

'Das einzig wirklich gute und umfangreiche Werk zu diesem Thema' urteilte das Heilpraxis Magazin. Eine wertvolle Hilfe, wenn es darum geht, rechtzeitig vorbeugende Maßnahmen gegen die verschiedensten gesundheitlichen Störungen zu ergreifen. Z.B. durch Ernährungsumstellung, eine veränderte Lebensweise, biologische Therapien.

Äußere Kennzeichen innerer Erkrankungen
Mit dem vollständig überarbeiteten Teil „Biologische Therapie".
360 farbige Bilder, 352 Seiten, DIN A 4 - Leineneinband.
Best.-Nr. 583,   DM 179,80
ISBN 3-920788-32-X

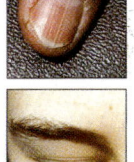
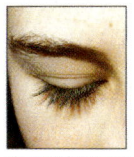
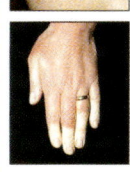

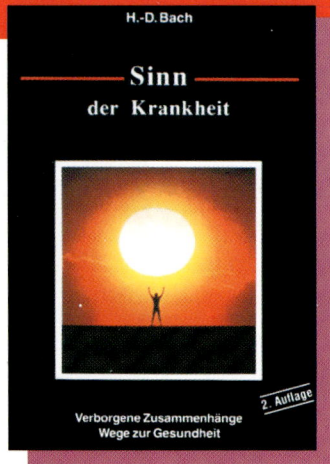

H.-D. Bach

Sinn der Krankheit

2. überarbeitete Auflage

Verborgene Zusammenhänge - Wege zur Gesundheit

Pressestimmen zu „Sinn der Krankheit":

„H.-D. Bach ist mit diesem Buch ein ganz großer Wurf gelungen. Er legt hiermit eine Philosophie der Krankheit aus naturheilkundlicher Sicht vor. Daß bei der Vielzahl der Probleme ein durchschaubarer innerer Zusammenhang besteht, der in leicht faßlicher und flüssiger Diktion durchaus spannend vorgetragen wird, so daß man versucht ist, das Buch in einem Zuge durchzulesen, ist das Verdienst Bachs." *HP-Heilkunde*

„...Plastische Formulierungsgabe kommt dem Autor bei seinem leidenschaftlichen Plädoyer zu Hilfe. Ein wichtiges, ein kämpferisches Buch, das dem modischen Zeitgeist widerspricht. Wenn das nicht notwendig ist?"
Naturheilpraxis

„Hier wird in leicht faßlicher, flüssiger Ausdrucksweise eine Metaphysik der Krankheit geboten, die zu einem ganzheitlich-kosmischen Denken führen muß. Erfrischend, wie der Verfasser kein Blatt vor den Mund nimmt. Ein mutiges und notwendiges Buch."
Erfahrungsheilkunde

„Die Ausführungen Bachs, die sich spannender als ein Krimi lesen, zeigen auch die Grenzen der Wissenschaft". *Münstersche Zeitung*

Aus dem Inhalt:
* Krankheit macht rein * Edelsteine, Metalle, Strahlungen * Kritisches Nachdenken kann Leid verhüten * Heimliche Krankheitsursachen * Arzt oder Heilpraktiker: Wer kann es besser? * Gelernt ist weniger als empfunden * Wert und Unwert der Irisdiagnostik * Seelenleben * Geheuchelte Gefühlszustände * Besitz und Gesundheit * Geheimnis des Schlafes * Seelisch krank, nervlich krank, psychisch krank oder verhaltensgestört? * Der Hauptgrund der körperlichen Leiden * Körper, Verstand, Seele, Geist; Wirrwarr oder falsche Begriffe? * Was weiß die Medizin wirklich von den Krankheitsursachen? * AIDS: Wird eine neue Krankheit verstanden? * Bös-artige Leiden, ein Zeitbegriff? * Maskierte Krankheiten * Eine einfache Methode heilt Zivilisationskrankheiten * Krankheit der Traurigen * Alt trotz bösartiger Leiden * Winziges wird oft unterschätzt * Richtiges Verhalten verhindert Krebs * Was wir nicht freiwillig tun... * Sind bösartige Leiden geistige Probleme?

Format DIN A 5, Best.-Nr. 581, 272 Seiten, broschiert, DM 29.80, ISBN 3-924673-02-0

Psycho Training -
Das kleine Buch vom glücklichen Leben

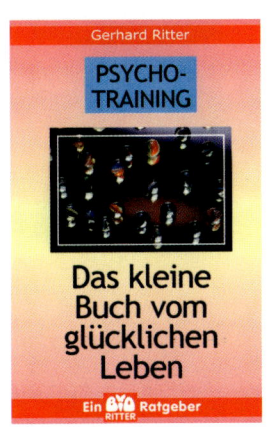

- **Ein BIO Ritter-Ratgeber, der Sie sicher durch die Stürme des Daseins geleitet**

- **Ein guter Freund, der immer da ist, wenn Sie ihn brauchen**

- **Ein zuverlässiger Helfer, der auch in verzweifelten Situationen einen Ausweg weiß**

Hier nur eine Stimme von vielen zu dieser einzigartigen Lebenshilfe im Taschenbuchformat zum erschwinglichen Preis von DM 12,80:

Keine Lektüre hat mir auch nur annähernd soviel gegeben wie dieses Training. Für mich ist dieses Buch mein „Gebetbuch"! Täglich nehme ich es zur Hand. Einige Male habe ich es auch schon verliehen. Jeder ist von der Wirkung dieser Lektüre überzeugt und möchte dieses Buch besitzen. Ich kann es auch nicht mehr aus der Hand geben, weil mir dann etwas Wichtiges fehlt..."
Thekla Kühnst, Mönchengladbach

Immer mehr Menschen finden heute den Mut, alten Ballast abzuwerfen. PSYCHO TRAINING ist der ideale Wegweiser zur Neuorientierung. Dazu Gerhard Ritter, der Autor des Buches: „Die Zeit ist reif, um ein tragfähiges Fundament für unser Leben zu gewinnen. Aber nicht als Guru oder Schüler, als Meister oder Lehrling. Sondern auf der Basis dessen, was von den großen Weisen der Vergangenheit und Gegenwart als richtig und wichtig erkannt wurde, um unser einmaliges, kostbares Leben voll auszuschöpfen. Es so zu leben, wie es uns von der Schöpfung, der großen Urkraft eigentlich zugedacht ist. Um fliegen zu können, muß man wissen, wie das Fliegen vor sich geht. Das Rezept heißt PSYCHO TRAINING."

Das kleine Buch vom glücklichen Leben kann zudem für jeden, der sich intensiver mit dieser Thematik beschäftigen will, der Einstieg in den 40 Lektionen umfassenden Heimkurs PSYCHO TRAINING sein. Ein Erfolgskurs, über den ein bekannter Lebensberater wie Dr. Erwin Marcus im Norddeutschen Rundfunk urteilte: „... Im BIO Ritter Verlag ist in langjähriger Arbeit ein Kursus entstanden, der aus 40 Lektionen besteht. Er hat den Titel PSYCHO TRAINING. Es handelt sich im Grunde genommen um einen Kurs, der Grundsätze 'Leben zu lernen' darlegt.
Er ist nicht nur für denjenigen geeignet, der jetzt ganz konkrete Schwierigkeiten hat, sondern auch für denjenigen, der sich einfach über eine Intensivierung seines Lebens unterrichten möchte. Es werden insbesondere auch Aussagen von Meistern wie Christus, Buddha, Meister Ekkehart, Lao Tse, Sri Aurobindo und Krishnamurti mit verwandt."

„PSYCHO TRAINING – Das kleine Buch vom glücklichen Leben" - immer auch ein Geschenk von bleibendem Wert - ist erschienen im BIO Ritter Verlag, 82327 Tutzing, Tel: 08158-8021, Fax: 7142, Best.-Nr. 658 ISBN 3-920788-39-7, DM 12,80.

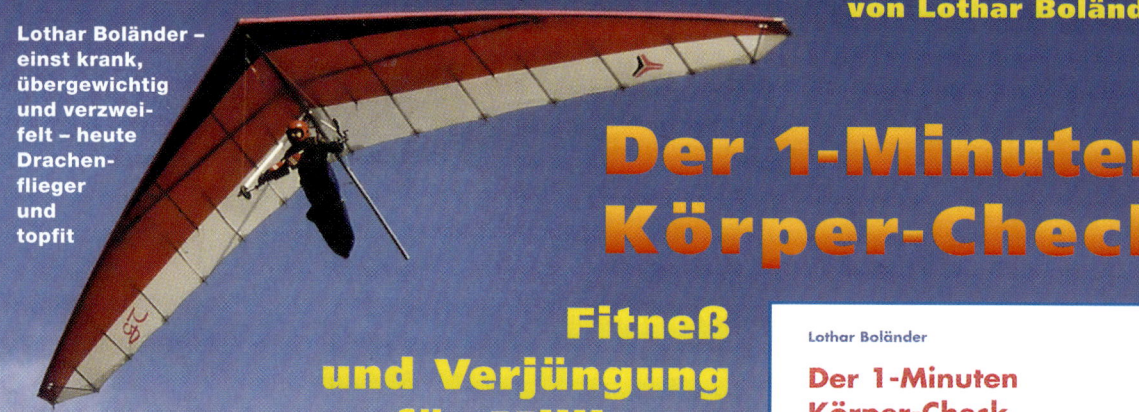

Lothar Boländer –
einst krank,
übergewichtig
und verzwei-
felt – heute
Drachen-
flieger
und
topfit

Der 1-Minuten
Körper-Check

Fitneß
und Verjüngung
für Millionen

TV-Sender holten Lothar Boländer, den Autor, vor die Kameras und Deutschlands größte Boulevard-Zeitung schrieb: "Sportärzte sind begeistert vom 1-Minuten-Körper-Check, den der 65jährige Lothar Boländer entwickelt hat. Sein Programm ist so gut, daß es jetzt als Buch erschienen ist."

Tatsächlich reichen drei- bis fünfmal 60 Sekunden täglich aus, um sich vital, froh und gesünder zu machen. Lotahr Boländer, Autor des neuen BIO-Ratgebers „Der 1-Minuten-Körper-Check" weiß, wovon er spricht.

Mit 48 hoffnungslos krank, beschloß er, ein neues Leben zu beginnen und „verschrieb" sich den 1-Minuten-Körper-Chek, den er selbst entwickelte. Eine „Verjüngungskur" der ganz besonderen Art. Ein Trainingsprogramm, das ihn bald so fit machte, daß er im fortgeschrittenen Alter noch Drachenfliegen und Kajakfahren erlernte. Ja er absolvierte sogar eine Prüfung als Fluglehrer.

Warum empfiehlt Lothar Boländer seine Fitneß-Methode Millionen Menschen? „Als ich begann, das Trainingsprogramm zu entwickeln, war ich total am Ende. Heute fühle ich mich so wohl wie nie zuvor in meinem Leben.

Hier ist nun das praktische, gewinnbringende Handbuch für den „1-Minuten-Körper-Check". Die einfachen und doch so wirksamen Übungen werden anschaulich in Wort und Bild dargestellt.

Mit jeder Übung werden sämtliche Muskelgruppen trainiert, von den Zehen bis zur Kopfhaut. Der gesamte Bewegungsapparat kann aufatmen, denn alle Muskeln werden besser durchblutet und dadurch besser mit Sauerstoff versorgt. Eine wahre Wohltat auch für Sehnen, Bänder und Gelenke. Aber auch für Geist und Seele, wie Sie bald schon feststellen werden.

- Den 1-Minuten-Körper-Check können Sie sowohl stehend durchführen, aber auch liegend, bequem im Bett

- Fettgewebe wird damit abgebaut

- Kreislauf und Stoffwechsel werden angeregt

- Gelenkbeschwerden und Rückenprobleme verschwinden

- Schmerzen lösen sich auf

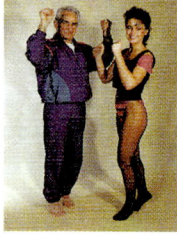

Mehr noch: Immer wieder berichten Prakker, daß sie mit diesem neuartigen Training programm Ängste abbauen und neu Selbstvertrauen gewinnen konnten und d mit auch sehr viel mehr Erfolg in allen Leber bereichen verzeichnen.

Das Praxis-Handbuch „Der 1-Minute Körper-Check - Fitneß und Verjüngung Millionen" hat 80 Seiten, 103 farbige A bildungen, leicht verständliche Übungsa leitungen in Wort und Bild. Mit 6 Extra-S ten für Ihre Übungsbuchführung und e nem farbigen Poster zum Herausnehme

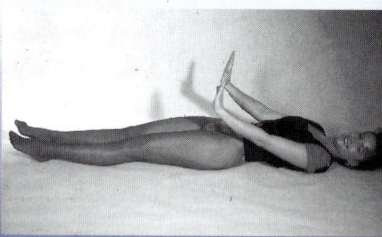